從呼吸開始的瑜伽療癒

Yoga therapy

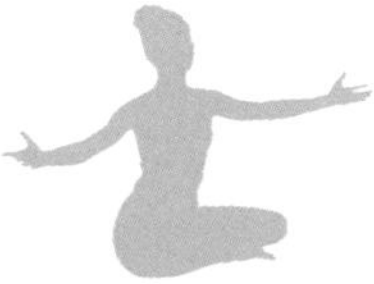

喚起自我身心療癒力，
讓瑜療師陪伴正處於瓶頸、
深陷困境及嘗試轉變的你！

目錄

Chapter2
活用呼吸，搭配簡易瑜伽

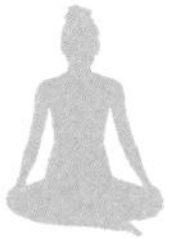
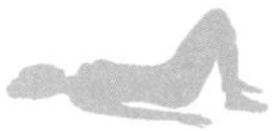
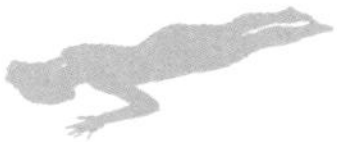
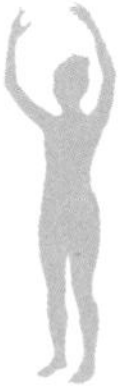
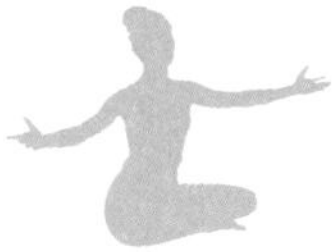

目錄

Chapter3 透過呼吸重新認識身心與了解瑜伽療癒

推薦序 1

已經不太清楚跟著旭亞老師練習瑜伽有多久了，不過，身體似乎已經養成了每週就是得去做些彎彎折折的習慣，少了這些伸展，不僅身體血液沒那麼順暢，思考的速度似乎也跟著卡關。我超喜歡旭亞老師清楚有系統的動作說明，不僅可以一步步地解析想要訓練的部位與動作，讓我有更高的機會可以做到，進一步，這樣的引導，更能協助我體悟到思緒與身體之間的拉扯、對話與妥協。我也相當佩服旭亞老師持續不斷地精進，在她上過貴鬆鬆大師級課程後，會再吸收彙整並配合我們的身心狀態，分享她學習的精華，非常超值。不過，思索著自己居然還沒有半途而廢的主要原因，應該是認同旭亞老師所提倡的瑜伽療法概念，在練習瑜伽的過程，不是在挑戰身體柔軟度的極限，而是透過動作來了解自己的「能」與「不能」。日積月累，在旭亞老師的課程中，除了新鮮有趣的練習體驗，我也更接近自己了。

恭喜您！當開啟這本書時，您的身體與心靈會跟著旭亞老師啟動起來，進入久違的靜心模式。

輔仁大學心理學系　副教授　**邱倚璿**

推薦序2

二〇〇四年，我從待了八年的英國回到台灣。除了一張薄薄的博士證書外，也帶回了一身肥胖的身軀。擔任教職後，更是在教書、行政、研究中忙碌，雖試了許多運動，但總是無法持久，體重也降不下來，一直有著三高，和家族糖尿病的風險。那時心想如同軍人戰死沙場，那做為學者，最榮譽的死法就是心臟病發在書桌前。

但是身體狀況不好，其實研究的時間、狀況也就無法很好。在朋友的建議下，參加了熱瑜伽的體驗課。第一堂課就是遇上旭亞老師，從此就固定上她的熱瑜伽。旭亞老師的體位法做得非常好，不但柔軟，更有肌力的表現，那時上她的課的確不輕鬆，曾記得有一次做完之後，腳軟掉差點沒辦法走出教室，但也因此進步很明顯。她真的是位很認真的老師，每週的練習都會有些體位上的變化，讓大家不會習慣於某一模式，而能專注於當下的動作。她的教學方式也是簡單、直接，而有效，因為這樣，在短短一年多，體重就少了十公斤左右。

旭亞老師也是不斷地學習，可以看得出她對瑜伽的喜好並不僅限於體位法的練習，她也學習了皮拉提斯、空中瑜伽，乃至目前她所著重的「瑜伽療癒」。這次她的新書－《從呼吸開始的瑜伽療癒》，可以看得出她這幾年對「瑜伽療癒」的心得，也同時表現了她簡單、直接的方式。書中除了必要的論述外，沒有太多理論性的描寫，再加上一些實際例子的說明，可以很快地瀏覽完這本書。其中我還蠻喜歡「瑜療師碎念」，像是一些對體驗上的小小提醒，很像旭亞老師的風格。

從佛法的角度，禪修中的呼吸法稱為「安那般那念」（簡稱為「安般念」）或稱為「出入息念」。佛陀在契經中說，能夠修習，多修習安般念，就會有大果報、大利益。從理論上說，透過修習「安般念」，能夠斷除煩惱，而證得初果須陀洹的果位。兩千多年前的佛陀，以當時印度人能夠聽懂的語言與方式教導，讓許多弟子得以從煩惱中解脫。今天，旭亞老師從瑜伽療癒的角度，以現代人能夠了解的說明與方式，講述一個跟我們生命息息相關的呼吸法。

拜讀完這本書的初稿後，我深深覺得這本書是有溫度的，就像旭亞老師的課，是有溫度的。也願所有的讀者不只是讀這本書，而是能夠實際練習，透過練習呼吸，讓生命變得更健康，更趨向光明！

法鼓文理學院 學務長／副教授 **莊國彬**

推薦序3

你來，帶著你自己一起來練習瑜伽

一期接著一期，跟著旭亞老師的課練習瑜伽，至今也有六年了。初始時，我連躺姿分腿動作都做不到位就容易放棄了，那時的我，對於老師的口令，感受到有種能量的引導，簡潔清楚的動作引導說明，我只要跟著就能做到。後來，我極力地想要做好每一次的練習動作，常常是流了一身汗，肌力是練到了，但我還沒能體會到瑜伽「平衡」、「開展」、「接納」的精神。

約莫是在老師從日本進修回來之後，我覺得有一段期間的練習，特別把「呼吸」與自己的身體、感受、情緒與想法，做了連結與練習。通過與「呼吸」的連結、覺察，也感受到自己的此在。也把這樣的練習體驗，延伸到自己生活的覺察。

在老師休養後回來的教導，更多的「提問」是往個人內在引導了。我通過老師單純的動作口令，以及老師有經驗所提點的身體狀態描述與示範，讓我能做到動作也能放心在老師的引導上，尤其接下來的「提問」，更讓我通過此時的瑜伽練習，進入到自己的身體體會，以及這個體驗與自己的關係，覺察與自己生活、生命的關係。

去年初，老師問著我們新的一年的練習願望，讓我們帶著自己的「願望夥伴」一起練習。我帶著身心健康的心願做了一年練習，未料在今年初，第一次因身體狀況而住院檢查，身體受苦且心思在未知中擺盪。那幾天是在病床上做身體的覺知，以及身體掃描，關注自己身體的感受與變化，也注意到呼吸時的身體內在變化，體會到把氣吸到身體的某個部位的感知，覺察到自己此時出現的想法，也對這想法做一觀察，觀看著這想法的流變，以及這想法歷程和自己生活的關係。有種體會到這歷程細微的相互影響，沒有一定是怎樣就是對的絕對性。心念帶動身體的反應，呼吸與身體的覺知也導引著心念的流動。然後觀察此時這一切的發生，以及自己日常生活中的自己、身體、心念、判斷、行動反應等。順此而接納了這眼前的一切，沒有理知要自己接受這一切，也沒有說服自己要學會接受。就這樣回到自己。

有幸能在墊上跟著旭亞老師練習瑜伽，體驗到瑜伽療癒的能量，非常感謝老師的瑜伽引導與現場演示，也感謝同學們同在的練習，也感謝我自己此在的獻身投入。練習需要一個歷程，你現在，只需要一個認識與開始。也祝福你閱讀到此書而開啟你的瑜伽練習之旅。

大學校院諮商心理師、社區心理衛生工作者　**蔡富傑**

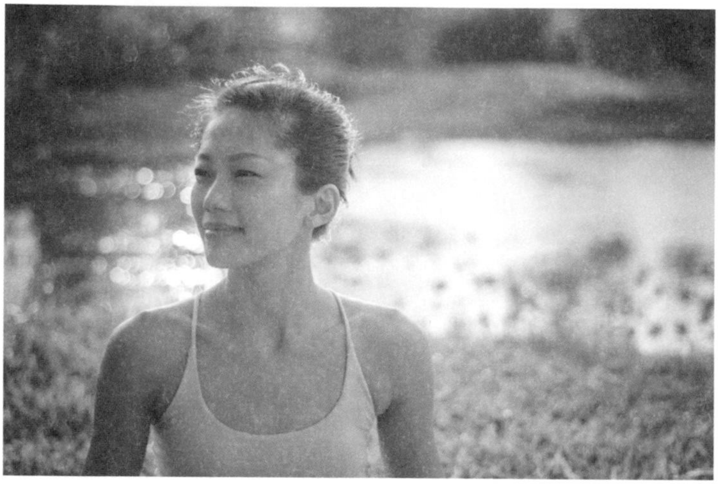

作者序

幾年前的一堂瑜伽課後，參與我課程一段時間的法鼓山文理學院副教授莊國彬，突然以一種教授口吻問我是否考慮出書，當時我有些驚訝，一方面我是有起心動念過，我知道某天我會寫下一些東西與大家分享；另方面是，我根本還不知道我要寫什麼，因為我想要碎念的內容實在太多，我總覺得我需要像小說家那樣，完全停止我手上工作，並找一個與世隔絕的地方把自己關起來，才能產出令人拍案叫絕的內容。我還記得莊教授很認真地跟我說：「寫書是最大的善行，因為就算最後你的人不在，你的文字和精神還是可以繼續被流傳。」而我始終記著這番話。

爾後這些年，我陸續在自己的社群不定期貼上我命為「#瑜療師碎念」的短文。一開始，我只是很單純的想紀錄我突然冒出的靈感，不想再讓這些靈感閃過飄走，同時還能搭配有意境的照片，我其實樂在其中，並沒有預期誰會想去讀它，當時我只是覺得這些按讚的人，頂多都是因為照片好看的關係，意想不到的是，陸續有人會在我的短文下回應，甚至私訊給予我回饋，我感到受寵若驚，因為我一直覺得我的文字實在是簡樸至極，若要與專業作家的文學造詣相比，實在相差甚遠，所以每當有人稱讚我的文章感動他或感同身受，甚至詢問可否轉貼分享，我都會告訴自己，這僅是剛好符合一小群讀者的口味罷了，若要搬到檯面上還早哪！

然而當我開始察覺到，自己居然正在語句和辭藻中小心地雕琢著，而原因竟然是「我必須寫出漂亮的文章」，我赫然發現，我不自覺地陷入比較他人和批判自己的陷阱裡。我失去了原本想分享給大家我在實際生活裡體悟的初衷，也進一步發現，我好幾次把自己卡在文章當中，緊張到寫不出東西，也有數次明明我有好多感受想要分享，卻在打開電腦後呈現呆滯。於是，我便有好陣子不再貼文，因為我知道我需要重新整理自己，我需要好好生活在當下，我知道我本來的專職就不是作家，我的專職是瑜伽療癒師，我只是一個用心生活，並透過文字紀錄的生活實踐者。

就這樣我又重拾紀錄生活心得的樂趣，好好地生活著，快樂地分享著。然後在一個機緣下，幸福文化的蕭主編問我是否有意願書寫關於呼吸和瑜伽療癒的相關主題，我對於自己當下毫不猶豫的答應邀請感到震驚，並再三地詢問自己：「我是一時衝動嗎？」然而在自我反覆確認，以及再度想起莊教授的話，我感受到的是，我是真心地想做這件事。

接著，我便開啟了我的邊教學、邊寫作生活，我並沒有如同原先以為要辭去工作、搬到世外桃源閉關那樣，反而寫作成為我另一種瑜伽練習。透過寫作，我重新練習到當下和專注；透過盡情書寫，我體悟到寫作亦是一種療癒方法；透過文字陳述，我份外感激，感謝我的學員和個案們，以及感謝我曾經歷過的那些人事物，因為這些經驗的養成，促使我可以再度內省，並暢所欲言分享給大家。我更感謝我自己，一直以來督促自己必須「化意念為行動」，即便行動過程中好幾次摔得滿身是傷，我還是在放肆大哭一場後，努力爬起重新出發！

也要感謝教學路上，從有氧舞蹈、皮拉提斯、地板瑜伽、空中瑜伽，一直到現在的瑜伽療癒，感謝那些曾經指導過，給予我無比勇氣和信心的導師們，特別在二〇一五年接觸瑜伽療癒領域後，一路從 Pain care U 疼痛照護瑜伽 Neil Pearson 老師、Phoenix Rising

Yoga Therapy 浴火鳳凰瑜伽療癒 Michael Lee 老師，其他資深瑜伽療癒師 Michelle Pietrzak-Wegner, Shelly Prosko, Toshiro Miura 等，以及在日本、蒙特婁國際瑜伽療癒大會裡接觸過的資深瑜療師們，我在這些前輩身上看見，他們如何善用自己的慈悲心於專業領域，尊重且毫不保留地傳遞自身的經驗。從他們的展現，我更期許也能將自己的所學所知分享給大家，雖然我個人的力量很小，但我告訴自己且盡情地撒下種子吧，管它能收成多少。

也感謝二〇一八年一個因緣際會認識歐洲 Nirvana Fitness®，我帶著一顆好奇心飛往新加坡亞洲總部受訓的過程，認識了其他體適能相關的指導師，當他們知道我是瑜伽老師全都訝異的問我，為何會想來這個培訓？因為在他們的既定印象裡，「瑜伽老師會覺得這根本不是瑜伽」。後來與他們深入對談，才了解到原來他們都想在教學裡，加入瑜伽元素使課程更多元化，然而在他們嘗試瑜伽後卻退避三舍，我記得其中一個體適能教練略帶氣憤地跟我說：「我的身體就是做不到，為什麼要把我弄成那個樣子？」與他們的談話，讓我想起在我教授瑜伽以來，無數次碰過許多想學習瑜伽的人，最後都因自認為「身體條件不足」而放棄。於是這趟新加坡之旅，又開啟我另一道想法之門—我需要讓「瑜伽」或「瑜伽療癒」變得更親民。我將呼吸和身體練習再簡化，運用在習慣蹦跳課程的學員身上，讓他們循序漸進地慢下腳步，而不是一次就到完全慢速或安靜的模式；在完全沒有任何運動習慣的學員身上，我看見他們感受到自己在活動後的滿足感。

我以新加坡這次經驗再度提醒自己，不是所有人都可以一下子進入到「瑜伽」，也不是所有人都想要沈浸在「瑜伽療癒」，有時候他們需要的，就只是想要暫時與原本生活分開的感受而已。我再三省思多年來從有氧到瑜伽的教學過程，以及學員們曾經的反饋，我慢慢地理出一些線索，並嘗試將我所學、所體驗過的內容，交互運用在不同的學員族群，並擦撞出各式火花，而有個共同現象是，我讓原先對瑜伽有無限想像的人進門了，甚至逐漸地也讓有特殊狀況的人進門了，我覺得這是我目前最感謝自己在做的事情，雖然我幫助不了全世界的人，我卻可以透過我自己的瑜伽方式，幫助那些也想幫助自己的人。

最後還是要感謝我的家人，他們從不評論我的選擇，僅管全力支持和鼓勵，即使我失敗了，他們總是安靜地陪伴在我身旁。尤其是我的母親，每次若有人問起我的瑜伽啟蒙師是誰，我都會說是我的母親，她其實不懂任何瑜伽體式，更沒有上過瑜伽課，可是她教導我的許多觀念卻與瑜伽療癒哲學不謀而合，我想也是因為如此的成長背景，默默地引領我踏上療癒師之路，藉由瑜伽的方式分享給大家。

最後的最後，謝謝大家的用心閱讀，我不希望這本書成為一本解決問題的「處方書」，而是能透過本書，激起大家沉睡深處的自我療癒潛能，甚至經過書裡頭的練習後，發展出屬於自己個人風格的療癒力。

“用我們自己的方式閃耀人生吧！” 瑜療師碎念

瑜伽療癒師 王旭亞 Jelly Wang

Chapter 1

認識呼吸，開啟身心覺知

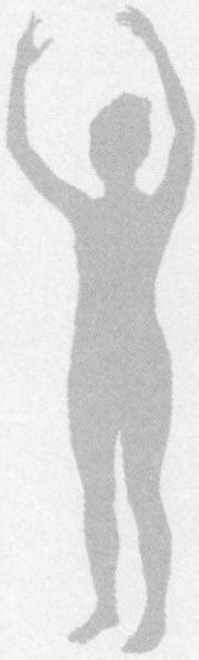

呼吸，這件看似理所當然的事，是最常被我們忽略的身體需求！人體呼吸與交感神經、副交感神經有密切關係，呼吸的順暢與否，則代表當下身心正處於什麼樣的狀態。然而，你知道自己的呼吸頻率嗎？開始在意呼吸是開啟身心覺知的一把隱藏鑰匙，學會有技巧地調息恆定，有助於安撫情緒、和緩疼痛，甚至讓睡眠品質更好，你會發現，被擱置已久的自癒潛能原來在那裡。

認識自己的呼吸功能：安靜呼吸與用力呼吸

我們每天都在呼吸，我們都知道，有呼吸等於活著，沒有呼吸等於沒有生命。

那麼，何謂「呼吸」？這一呼一吸的韻律，為我們的生命譜出一首和諧的樂曲，然而，有時候我們會覺得這首曲子似乎不太和諧，甚至有些走調，例如鼻塞，我們的呼吸會陸續出現休止符，我們會因為吸不到空氣而變得特別用力，為的就只是吸到空氣；例如生氣，我們會因為氣呼呼的狀態而變得十分緊繃，呼吸便成為一首急促的快曲。呼吸會隨著不同的外在環境狀態，和我們自己的內在狀態隨時改變，為的是幫助我們的生理做適度的調節，好讓我們能夠維持整體的行動。

人的呼吸方式分為「安靜呼吸」和「用力呼吸」兩種。安靜呼吸又有「安靜吸氣」（Quiet Inspiration）和安靜吐氣（Quiet Expiration）；用力呼吸又有「用力吸氣」（Forced Inspiration）和「用力呼氣」（Forced Expiration）[1]。

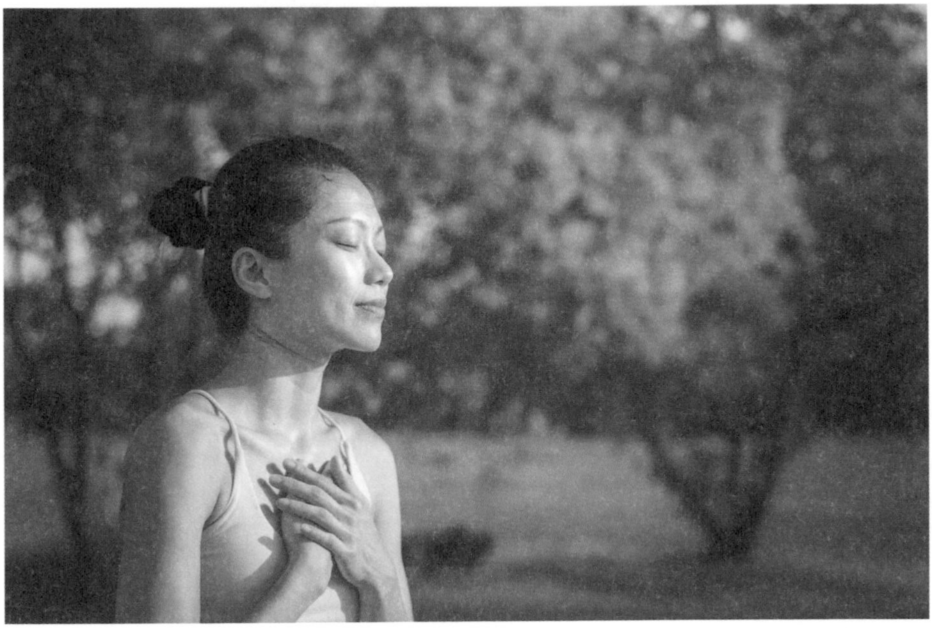

人體安靜呼吸的模式

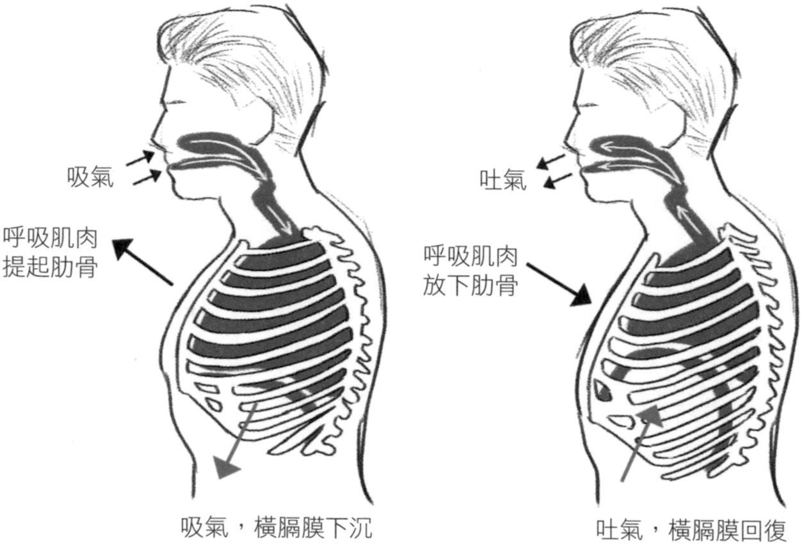

安靜呼吸，也稱之為「被動呼吸」或「自主呼吸」，它是一個不需要刻意啟動肌肉收縮的被動呼吸過程，即是我們平常自然呼吸的狀態，我們無需特別去想，呼吸便會自行運作著。

在安靜呼吸的模式裡，我們的身體有三大主要呼吸肌肉，分別是：橫膈膜（Diaphragm）、肋間肌（Intercostals）、斜角肌（Scalenes），它們主動幫助身體建立起一個具有彈性的容器空間，使得氧氣能順利進入身體內，同時也能使二氧化碳排出身體外。

吸氣的時候，橫膈膜會往下沉，同時肋間肌和斜角肌會提起肋骨，以增加整體胸腔的空間，使肺部能夠獲得更多氧氣；吐氣的時候，橫膈膜會回到原來的位置，同時肋間肌和斜角肌放下肋骨，擠壓胸腔空間，藉此幫助肺部將更多廢氣排出。這一提一放之間的律動，讓身體像是氣球般，吸氣鼓起又吐氣消去。

被動呼吸亦是腹式呼吸，因為當橫膈膜往下沉時，同時也將腹腔裡頭的所有內臟往肚皮四周圍推出，因此，若是去觀察一位呼吸功能正常的人，特別是小嬰兒睡覺時的呼吸，能發現其肚皮會跟著吸氣和呼氣，鼓起又下沈，自然且有韻律。

用力呼吸，也稱之為「主動呼吸」，相對於安靜呼吸不需要刻意用肌肉收縮，用力呼吸則需要刻意啟動肌肉的收縮，根據不同的狀態，我們必須使用這樣的呼吸。試著回想一下，當我們在爬樓梯或跑步時，因為需要大量的氣體交換，我們會屈著身體、嘴巴打開喘息，整個身體會比平時更用力地去做呼吸運動，此時除了安靜呼吸中的主要肌肉持續運作外，身體中的大小肌肉也會跟著增進，產生比安靜呼吸時更多的力量，藉以輔助我們的整個腔體在短時間內有更多的空間去因應氣體進出，以平衡完整的身體系統運行。[2]

自主神經系統的功能

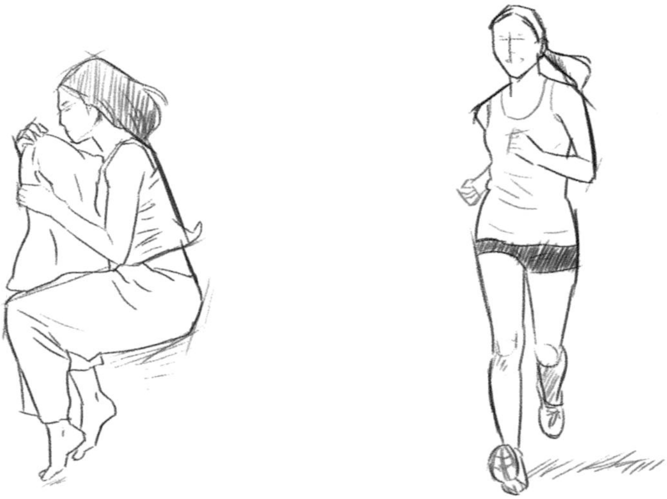

副交感神經
幫助身體養息和修復

交感神經
幫助身體應付挑戰

呼吸對於自主神經系統的影響：交感神經和副交感神經

我們的自主神經系統（Autonomic Nervous System）裡，分為交感神經（Sympathetic Nervous System）和副交感神經（Parasympathetic Nervous System）。交感神經，在生理上主要掌管高漲和激進的能量，使身體具備可以隨時挑戰或應付壓力的能力，例如戰鬥或逃跑，對應常見的情緒表現，例如亢奮、緊張、憤怒等，我將之視為「過度認真的神經」；相對於交感神經，副交感神經在生理上掌管沈靜和平穩的能量，使身體具備儲存和養息功能以進行修復，對應常見的情緒表現，例如平靜、沈穩、放鬆等，我將之稱為「慵懶愜意的神經」。

兩個神經系統對於我們的生理或心理運作皆十分重要，它們並非各司其職的管理身體的特定部份，而是具有「恆定作用」。理論上，在白天的生活中，大部份都是由交感神經扮演著主要角色，使我們能夠集中精神和維持體力，以順利進行各式各樣的工作和交際，副交感神經則是配角，適時出現分散一些主角的戲份，使得交感神經不至於因演太長的獨白戲而精疲力盡。來到夜晚時，交感神經和副交感神經則會互換角色，副交感神經成為主角，使我們得以放鬆身體和精神，以準備進入休息和睡眠的模式。

倘若失去交感神經功能，我們將完全無法行動，例如遇到危急狀況時，我們會完全僵住無法反應；相反地，若失去副交感神經功能，我們將會一直清醒著，身體系統也因此持續運作而無法休息，例如嚴重失眠。

因此，兩個神經系統間的協調和平衡，以及如何讓它們彼此和諧作用，透過呼吸的練習，能夠幫助此兩個神經系統練習互助合作，然後我們可以再進一步利用不同的呼吸方式，根據不同的情境和目的，提升其中一個神經系統以支持我們所需的整體行動。[3]

吸氣的時候，送進體內的氧氣會刺激整個體內的血液和細胞組織，藉此提升交感神經，例如當我們處於昏昏欲睡的狀態時，我們會想要用深吸一口氣來提振精神；或是當我們在難過沮喪之後，也會透過深吸口氣做為一種情緒的轉換，好讓我們重整以進入下一個新的狀態。吐氣的時候，會將體內的廢氣排放出，藉此提升副交感神經，例如當我們處於高壓緊繃時，我們自然會大嘆口氣以放鬆我們僵硬的身體；或者當我們生氣時的氣噗噗，亦是藉由吐氣消減體內過分增加的壓力，同時召喚副交感神經前來協助減壓。

既然吸氣負責喚醒交感神經，吐氣負責喚醒副交感神經，那麼當我們正在一吸一吐的時候，也正是交感和副交感神經系統正在此起彼落的運作著，使我們的整體自主神經系統能夠和諧地運行著，它們就像是太極裡頭的陰和陽結合流動著，也像是一杯溫潤好入喉的溫開水。

—小註解—

1 此兩個中英文名詞出自：Robert S. Behnke 原著，謝伸裕 總編譯，《運動解剖學 Kinetic Anatomy》，易利圖書有限公司，二〇〇九年。

2 由於本書並非探討呼吸系統的科學知識，因此關於呼吸系統的其他內容不在此贅述。更多呼吸肌肉群之細節運作，請參考：Paul Jackson Mansfield, Donald A. Neumann 原著，郭怡良、李映琪 編譯，《基礎肌動學 Essentials of Kinesiology for the Physical Therapist Assistant》，台灣愛思唯爾有限公司，二〇一三年。

3 關於更多自主神經系統的細節內容，請參考線上學習文章：Part.6 自主神經系統(Autonomic Nervous System)ilms.fy.edu.tw › sys › read_attach，《100基礎醫學專論(一)神經系統-6-022014》。線上學習文章：http://elearning.mkc.edu.tw/base/10001/course/10006494/content/chp6autonerve.pdf，李英中 編著，呂建陳 修訂，《最新生理學》。本書不在此深入探討。

呼吸覺知常被自身忽視

覺知，英文字是 Awareness，有覺知的（be aware），進一步被解釋為「基於資訊或經驗，對於存在的事物、當前的情況或主題有所了解。」[4]。也就是說，個體本身對於當下所發生的一切，是有意識、有感覺的，並且是知道的。

我先用最白話簡易的方式解釋覺知：「先有感覺，然後知道」，對自己、對周遭一切的人事物，先有感覺，然後知道。若再以中文字進一步解釋「覺知」，「覺」可以說是感覺、察覺，且看「覺」這個字體，在一堆筆畫下有個「見」字，就像是在一堆外在因素影響之下，我們還能「見」著底下最原始的樣子。換句話說，在如此複雜多樣的環境裡，我們是否還能「清晰看見原本的樣貌」，同時還能「知」，知道、知曉，「這個樣貌」是怎麼回事？

例如「現在的你正在讀著我的文字，你現在感覺到了什麼？然後你知道了什麼？」這就是覺知。

那麼，為什麼我們要有「呼吸覺知」呢？由於呼吸屬於生理自主機能，我們在日常生活中，根本不會去注意到自己的呼吸，反正有在呼吸就好了，除非有一些很明顯的狀態產生或改變，比如說趕時間後的氣喘吁吁、吸不到空氣的悶熱室內，或是強烈散發出與平常異同的氣味等，我們才會特別去注意呼吸的變化；又或者在特定運動裡，比如游泳、潛水、重訓等，我們才會刻意改變呼吸方式以因應各類運動項目的需求。

然而，我們大部份的人幾乎很少在日常生活中，「沒事」故意去注意自己現在的呼吸是什麼樣子？眼前煩雜的人事物都忙碌不及了，我們哪還管得了我們的呼吸呢？

於是，久而久之，我們不再去搭理呼吸，反正我有在呼吸，我還活著就好。但是，偏偏呼吸是和我們每天二十四小時生活在一起最親密的夥伴，我們的呼吸還要陪伴著我們一起走過好幾個十年，難道就要這麼忽視他嗎？我們都知道，友善的關係維持始於「不斷地溝通和調整」，而現在可以想想，我們若要和我們的呼吸保持長期良好的關係，我們是否也需要不斷地和他溝通及調整呢？

—小註解—

4 原文為：knowledge that something exists, or understanding of a situation or subject at the present time based on information or experience. https://dictionary.cambridge.org/zht/詞典/英語/awareness，劍橋英語詞典（Cambridge Dictionary），二〇一九年。

淺談瑜伽的各種呼吸法

瑜伽練習裡所練習的各種呼吸法，稱為 Pranayama，亦稱生命能量控制法，或是調息法。在梵文裡 Prana 意指「氣」，「氣」指的是呼吸、氣息、能量、生命等；Ayama 有延長、延伸、控制之意，因此，Pranayama 便有延長、控制呼吸或能量之意。

Pranayama 主要是透過不同的呼吸技巧和方法，達到無論是提升能量、沉降能量或平衡能量等目的，針對不同的目的，會有不同的練習技巧，例如：

- 提升整體能量時，可採取頭顱清明調息法（**Kapalabhati Prananyama**）
- 沉降整體能量時，可採取蜜蜂調息法（**Bhamari Pranayama**）
- 平衡整體能量時，可採取經絡清潔呼吸法（**Nadi Sodhana Pranayama**）
- 保留整體能量時，可採取止息、暫停呼吸法（**Kumbhaka**）[5]。

而各個瑜伽派別，也會對於這些呼吸法有不同的見解和看法，因此各派別會建立獨特的練習形式和組合。

但是，無論何種派別或方式，瑜伽的呼吸法主要也是要讓瑜伽練習者，透過控制自己的呼吸，以達到調和自己內在能量的目的。以傳統瑜伽的觀點和說法視之，當練習者學會能控制自己的呼吸和能量，便能進而練習控制自己的感官，當能收攝自己的感官，也就能再進一步控制自己的心靈，讓自己的心靈更專注堅定，不再因周圍的干擾而分心遊走。

要練習各種瑜伽呼吸法絕對沒有問題，但由於它牽涉至技巧層面，練習過程便會再複雜些，也具有相當的挑戰性，因此練習的時候，建議有專業的瑜伽老師在旁指導，也建議在練習此類瑜伽呼吸法前，還是要先進行練習呼吸覺知，畢竟，要先察覺、知道自己當下的呼吸是什麼樣子，才能決定我們的現狀是否適合再進一步加入技巧性的練習。

有時候我們當下的狀況，就是不怎麼適合練習這些技巧性的呼吸法，因此，適切地選擇任一呼吸法練習是非常重要的，而「如何選擇」，呼吸覺知便是一項基礎練習，清晰地知曉自己當下的呼吸狀態，絕對是不可或缺的能力。

“先有知道，再有選擇；先有覺知，才能做出適當的選擇。”

瑜療師碎念

—小註解—

5 頭顱清明調息法（Kapalabhati Prananyama）是將重點放在鼻子快速吐氣，通過快節奏吐氣方式，達到提升能量的目的；蜜蜂調息法（Bhamari Pranayama）是將重點放在吐氣時並發出蜂鳴聲，透過蜂鳴聲音，以沈降能量；經絡清潔呼吸法（Nadi Sodhana Pranayama）是將重點放在左右鼻腔的吸吐交換，達到平衡能量目的；暫停呼吸法（Kumbhaka）是將重點放在吸和吐之間的停住氣息，以達到能量停留體內的目的。關於更多經典的瑜伽調息法、練習細節和效益，可參考：B.K.S Iyengar 原著，章敏、廖薇真 譯者，《瑜伽之光 Light On Yoga》，臉譜出版社，二〇一一年。本書不深入探討瑜伽呼吸調息和技巧之細節。

基本呼吸練習是找回身心覺知的第一步

現在，請你讀完這句話：「我吸氣一口，我吐氣一口。」

接著，請閉上你的雙眼，真實地吸氣和吐氣練習一次。

然後，請問問自己：「當我真實的吸氣和吐氣後，我現在觀察到什麼呢？」

這就是「呼吸覺知」。我知道「我正在吸一口氣」，我知道「我正在吐一口氣」。

現在，請你再度讀完這段話：「我用鼻子吸氣一口，我用鼻子吐氣一口。」

請再度閉上你的雙眼，真實地用鼻子吸氣一口、用鼻子吐氣一口。

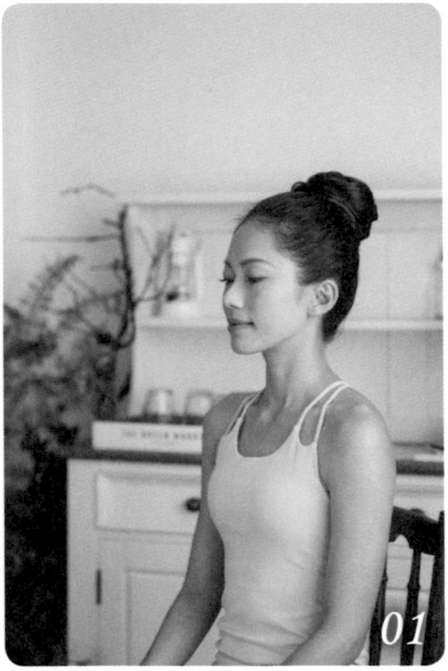
01

鼻子吸氣＋鼻子吐氣

這次呢？當你特地的用鼻子吸氣一口、用鼻子吐氣一口，這次你又發現什麼呢？

一樣的方式，現在請你用你的口和鼻，試試以下幾種不同的呼吸樣式：

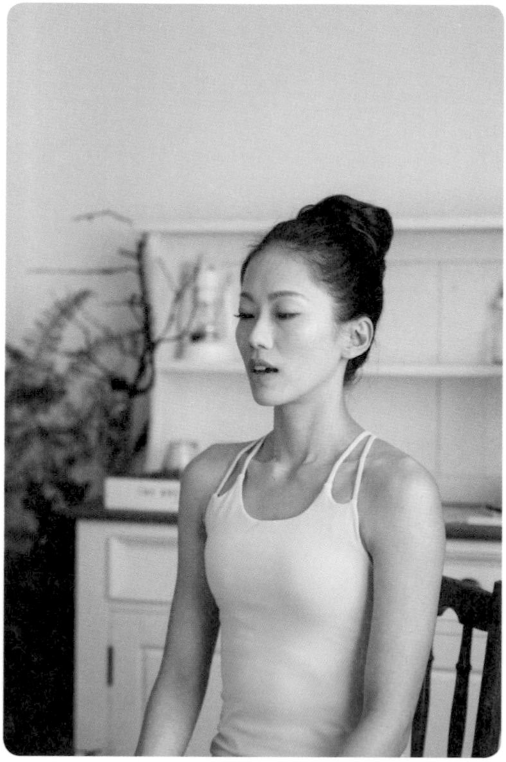

02

鼻子吸氣＋嘴巴吐氣

03

嘴巴吸氣＋鼻子吐氣

04

嘴巴吸氣＋嘴巴吐氣

在以上不同的樣式輪流練習後，你現在又有什麼感覺呢？有什麼發現嗎？有沒有哪一個樣式你覺得駕輕就熟？有沒有哪個樣式你覺得十分陌生？

如果現在的你覺得摸不著頭緒，也發現對於自己的呼吸感到陌生和模糊，沒有關係的，畢竟，有多久時間，你已經沒有好好跟自己的呼吸說說話？關心他？

這就是我們要練習呼吸覺知的原因。當我們能夠清楚地觀察到，自己最親密的呼吸是如何變化著，意味著我們已經把注意力放在自己身上，放在「現在這個自己」的身上。

由於我們眼睛存在的關係，一直以來都習慣著用眼睛向外看，再加上絢麗奪目的外界刺激，我們大部份的時間都是以視覺接收外界所有訊息，久而久之，卻忘了先閱讀自己身上的訊息，甚至向自己的內在觀看。

許多的心靈書籍或禪修靜坐，也都告訴我們要內觀、向內看，但是究竟如何向內看？究竟要如何抓到這種向內看的感覺？或者怎麼使用向內看的方法？我們便可先從最基本、與我們最直接關係的「呼吸」開始！而呼吸覺知，就是往內看的第一步，當我們可以清楚地知道自己的呼吸正在發生什麼事，我們便已經邁向往自己身上看的第一步。

現在，你已經知道自己的吸氣和吐氣了，也知道自己的鼻子和嘴巴可以如何輪流交替進行不同的吸吐模式，接著，我要邀請你選擇一個你自己喜歡的上述呼吸樣式，再度閉上眼睛，請維持這個樣式持續吸吐三十秒後，再循序漸進地加入以下的各種自我觀察：

「我觀察我現在呼吸的溫度。我觀察到吸氣的溫度是如何？吐氣的溫度是如何？」

「我觀察我現在呼吸的長度。我觀察到吸氣的長度是如何？吐氣的長度是如何？」

請繼續觀察呼吸時的左右鼻腔，吸氣和吐氣的過程：

「我觀察我現在左右鼻腔的呼吸。我觀察到左右鼻腔的空氣進出量是如何？是左鼻腔的空氣進出量比較多？還是右鼻腔的空氣進出量比較多呢？」

請再繼續觀察：
「我現在正在吸氣。吸氣時，我的身體正在發生什麼事？」
「我現在正在吐氣。吐氣時，我的身體正在發生什麼事？」
「我現在正在吸氣。吸氣時，我的整體感覺如何？」
「我現在正在吐氣。吐氣時，我的整體感覺如何？」

以上的小練習，非常鼓勵你每天都進行，甚至隨時隨地練習，不需任何特定姿勢限制，站、坐、臥，甚至行走皆可，只要當下你覺得適合，且是可以觀察呼吸的。另外，也非常鼓勵你用「我」為主詞而成的問句方式，以自問自答的語句重複的詢問自己。的確，剛開始這種自我與自我對話的練習，會稍微感到奇怪，畢竟我們早已習慣向外投射與他人產生對話，然而事實上是一樣的，只是將「你」修改成以「我」出發的語句，練習轉而往內與自己對話。

至於要練習多少或多久，請完全按照當下自己的感覺和狀況來決定。你可以選擇一次只是練習一種觀察，例如只觀察呼吸的溫度；也可以騰出五到十分鐘練習完整的觀察。假如在完整的觀察進行到一半時，感覺到疲累或注意力無法集中就請停止，毋需非得要整個觀察完成才稱作是有效益的練習，更毋需去評論自己這次的觀察練習是好的觀察，還是壞的觀察。觀察就是觀察，你看到什麼就是什麼，你覺得是什麼就是什麼，即便產生同樣的狀況，我們會因個人的感受不同，而有各自的體驗，我們只是藉由這個觀察的過程，更進一步知道和了解自己現在的情況，因此，無論是完成或未完成，無論是好或壞，都是自己當下呈現出的一種狀態，我們唯一需要的就是「知道」，我們僅需要的便是「覺知」。

這樣的練習目的，就是要幫助我們將自己的注意力帶回自己身上，當我們有了呼吸覺知，我們就已經知道我們自己了，當我們知道我們自己，我們就已經把關注力回歸到以我們自己為主的這裡，當我們能夠以我們自己為主，我們想要再做更深入的練習，想要再透過其他如瑜伽的調息法、呼吸技巧等特殊方式加強輔助，往我們想要改善或進步的目標前進，無論在身體、精神、情緒、思緒、關係等各方面，我們便更能清晰掌握。

“我呼吸，我存在。” 瑜療師碎念

日常裡隨時隨處做呼吸練習

有了以上的基本呼吸覺知練習，就像是開啟呼吸活動的第一步，為進一步的呼吸練習暖身。

接下來，我們可以加入幾個簡單的身體活動，並且稍微改變一些呼吸節奏和模式，再度觀察看看在這段練習之後，當你又回到自然呼吸時，又發現了什麼？

在這段練習裡，將不同於前段只是單一的呼吸覺知練習。在這裡值得注意的重點是，你需要經常提醒自己，讓自己的身體盡可能拉長、挺直，然而也不需要強迫自己硬是挺到如憲兵般的直立，而導致身體僵硬，只要是比你自己原本的身體樣子，再稍加直立即可。由於在這段練習中將加入些許身體活動，若將身體挺直，也可以幫助呼吸進出更為順暢。我們的身體就像是一個容器，若是讓容器的空間壓縮，那麼能裝載的容量會被侷限，因此，我們要在練習過程中，盡可能打開我們的身體容量空間。

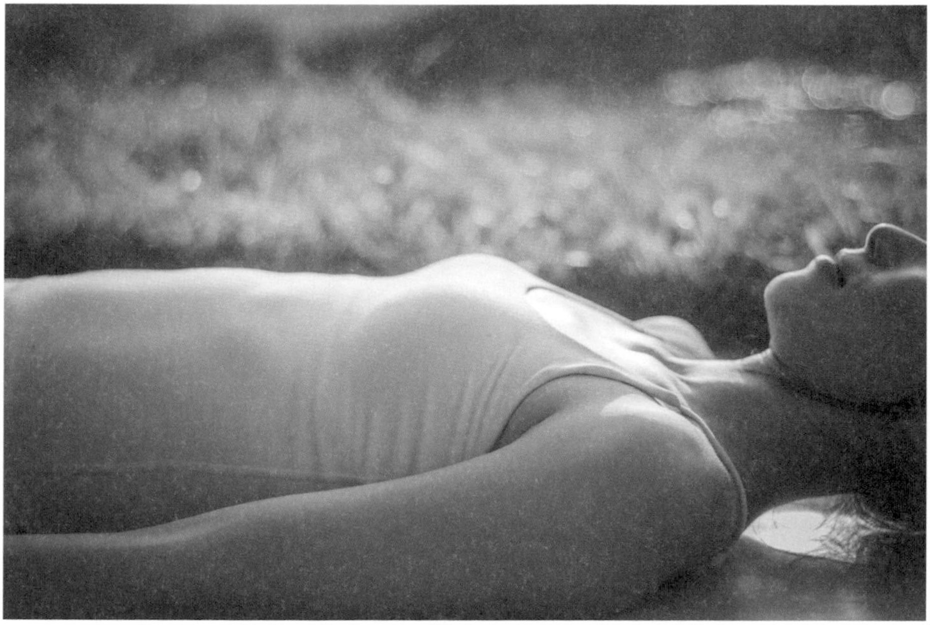

在辦公室時，你可以這麼做

針對辦公室，並且長時間使用電腦的朋友們，加上考量到地點、便利性及即時性，你可以這麼練習。

以下將提供以頭頸部活動為主的三種樣式練習。除了頭頸部之外，你也可以換成其他大部位如手臂、軀幹、臀部、腿等，或者是其他小部位如手指、手腕、手肘、肩膀、膝蓋、腳踝、腳趾等，甚至是你的眉毛、眼睛、鼻子、嘴巴、臉頰、舌頭，屬於你身體上的每一部份，都可以配合呼吸做練習。

練習數次後，覺得需要停止，就請停止，並讓自己原地靜止一會兒，觀察在呼吸中加入頭頸部活動後，再度回到自然呼吸時，「我觀察到什麼？」與原來尚未加入身體動作時的呼吸，有什麼相同之處？有什麼不同之處？

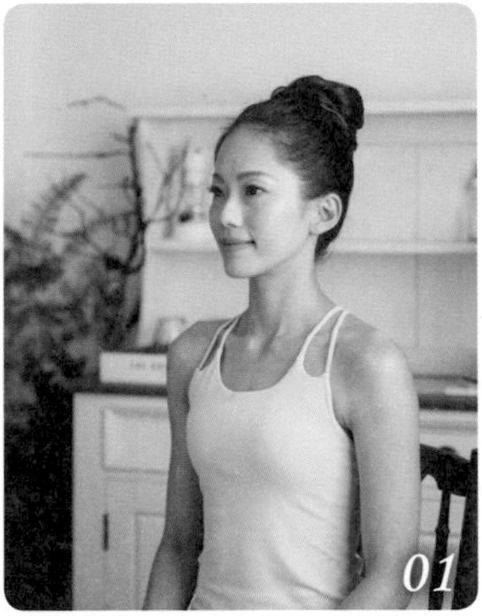

首先，先讓自己坐穩在椅子上，
並將身體坐高坐挺。

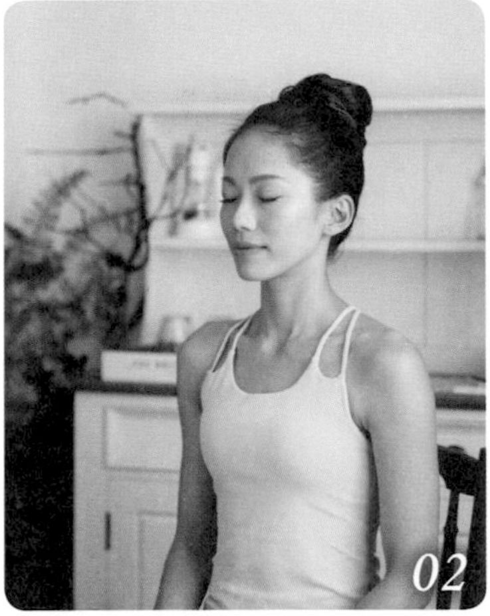

進行34-35頁的任一基本呼吸覺
知練習，觀察自己的呼吸。

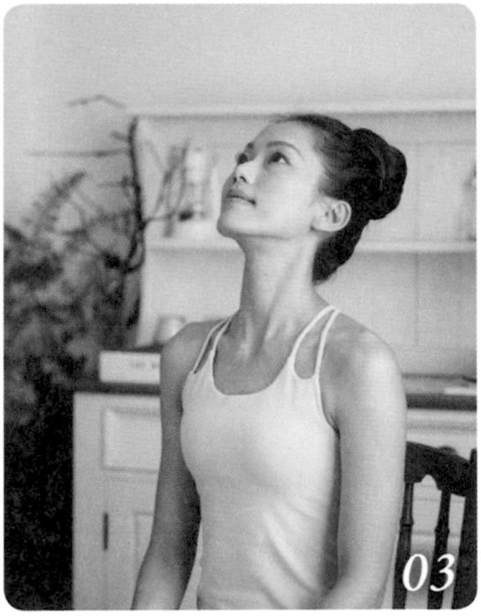

鼻子或嘴巴吸氣，抬頭。

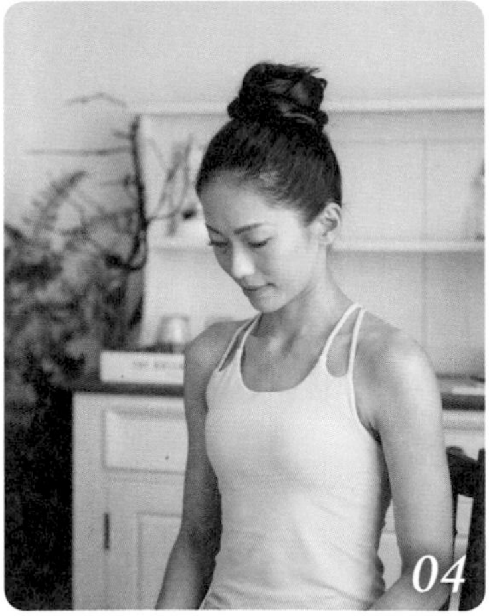

鼻子或嘴巴吐氣，低頭。

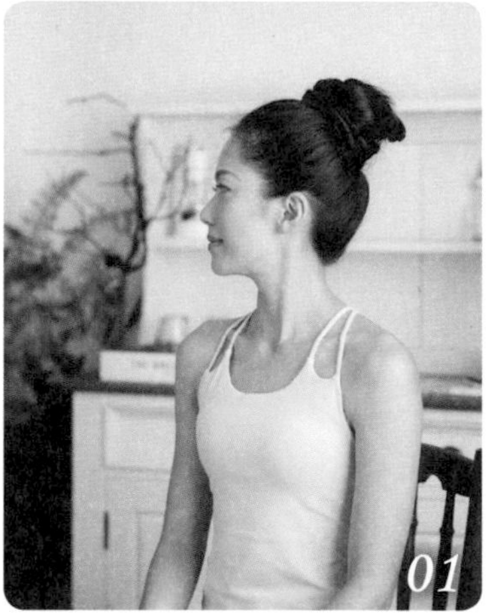

鼻子或嘴巴吸氣，頸部向右轉。

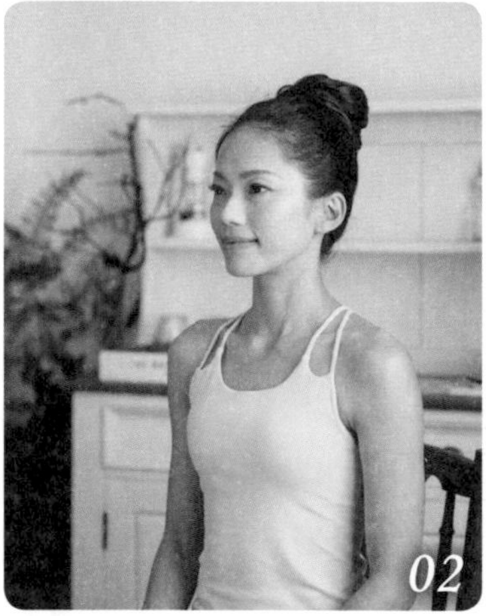

鼻子或嘴巴吐氣，頸部轉回中間。

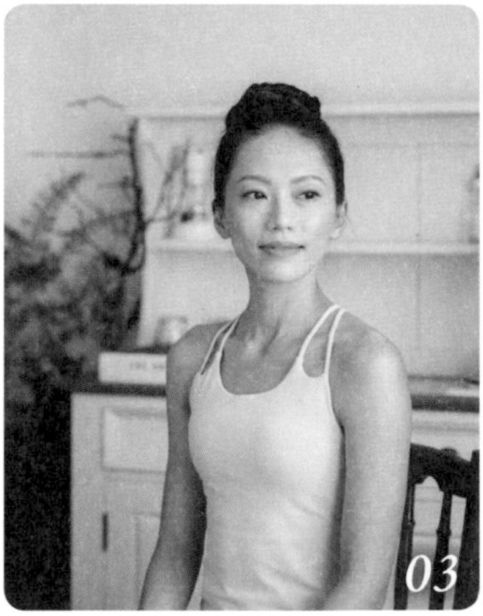

鼻子或嘴巴吸氣，頸部向左轉 。

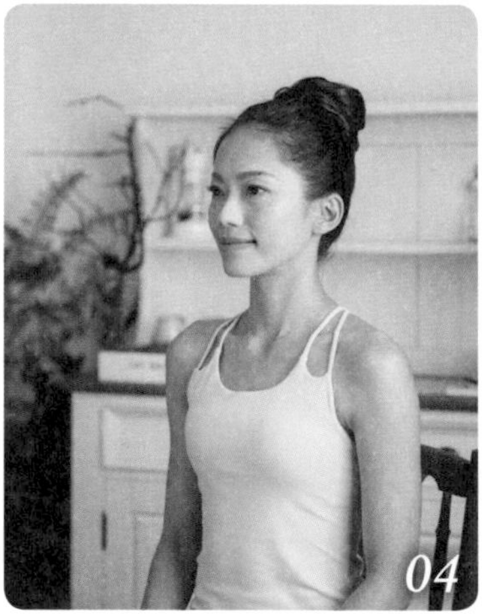

鼻子或嘴巴吐氣，頸部轉回中間。

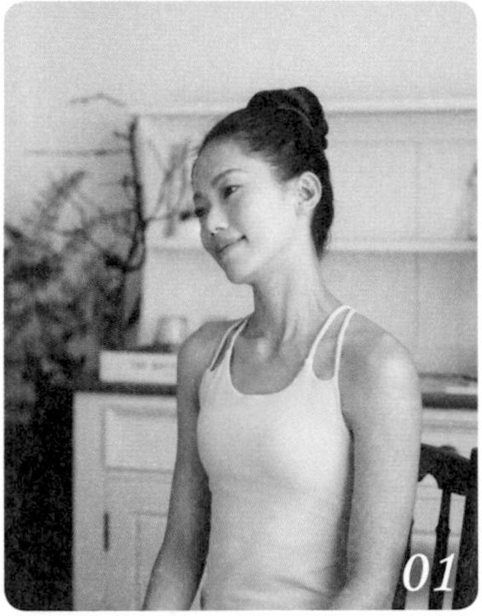

鼻子或嘴巴吸氣，頭部往右側倒。

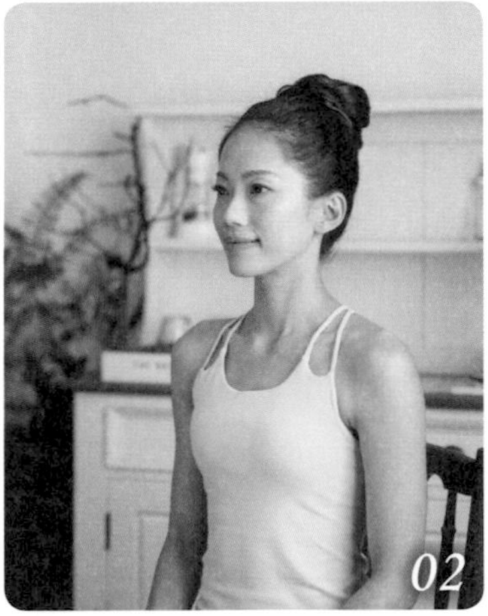

鼻子或嘴巴吐氣，頭部回中間。

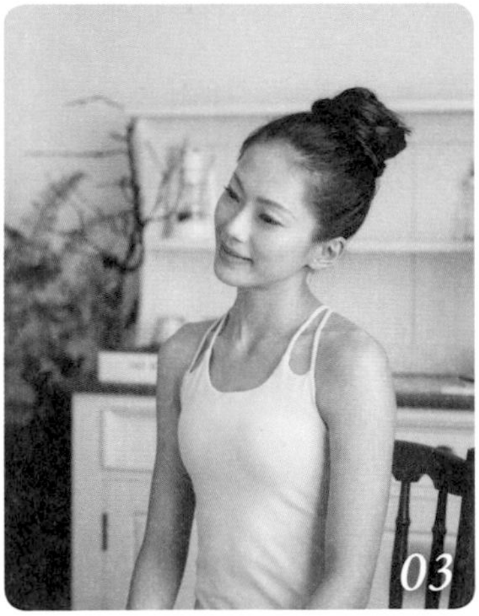

鼻子或嘴巴吸氣，頭部往左側倒。

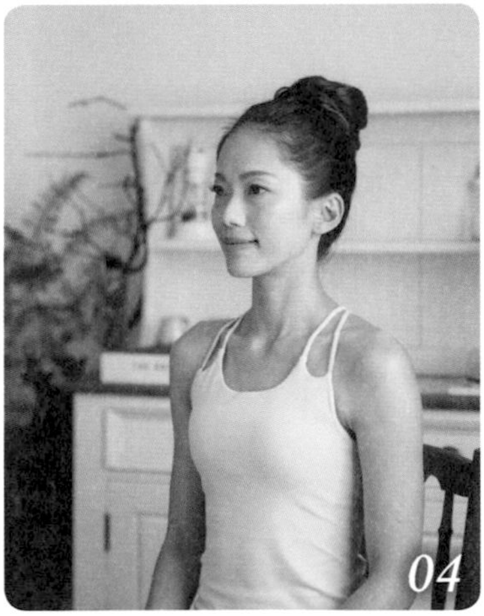

鼻子或嘴巴吐氣，頭部回中間。

以上的三種樣式練習，可以隨時練習，沒有次數和時間限制，只要覺得想活動一下就可以練習，覺得累了就可以停止，但要切記的是，每次都請先進行基本的呼吸覺知練習，並且稍作停留地觀察一會兒：「我現在的呼吸。」接著才開始加入身體活動。而當所有動作停止後，也請再度停留些許時間，再次觀察：「我現在的呼吸。」

如此，便能將更多的注意力集中回到自己「現在」的這個身上，而不是處在「方才」的那個身上，更不是跑到「尚未發生」的那個身上。同時透過呼吸覺察，使得我們因需要花費時間觀察而自然慢下步調，亦為我們緊湊的生活節奏，按下暫停鍵，為自己保留一小段空白。

“總是允許自己騰出一個空間，重新整理自己的資訊；總是允許自己歸零，再整裝出發。”

瑜療師碎念

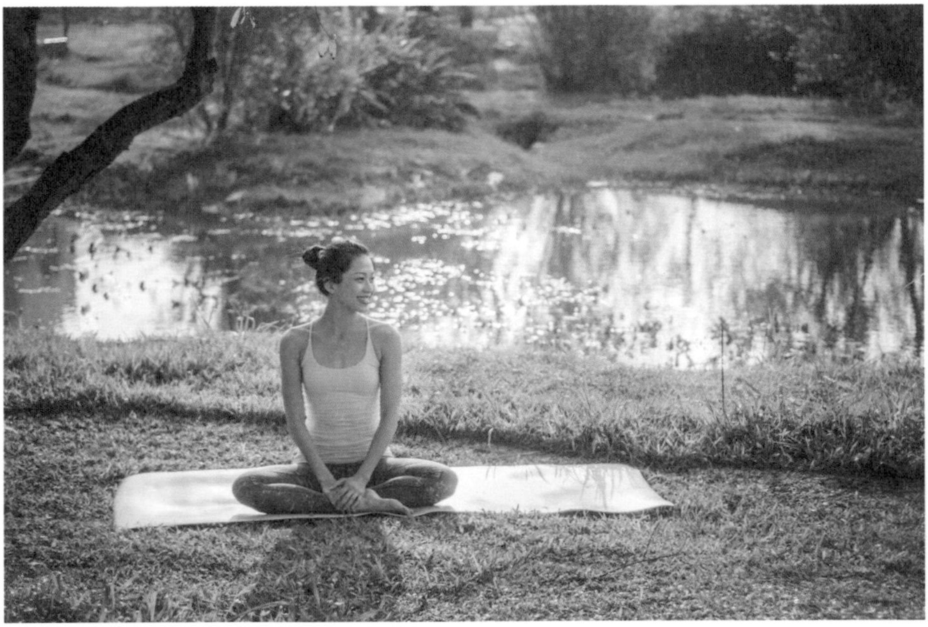

在家裡時，你可以這麼做

家裡的空間相對於辦公室而言，無論地點或時間皆自由許多，因此我們在家裡可以練習稍微多樣化的呼吸活動方式。

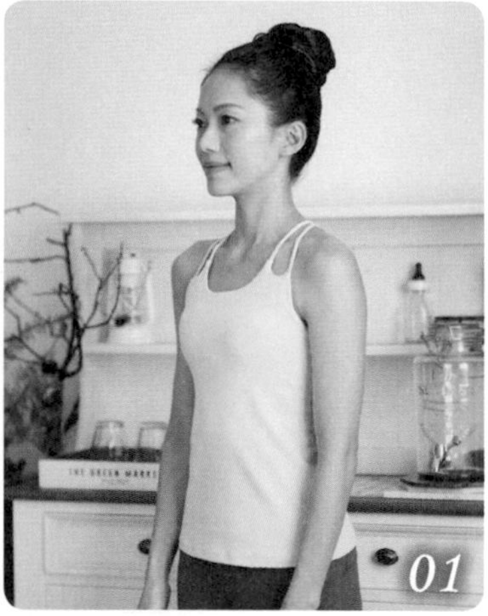

首先，請先選擇要坐或站皆可，一樣將身體挺直拉長。

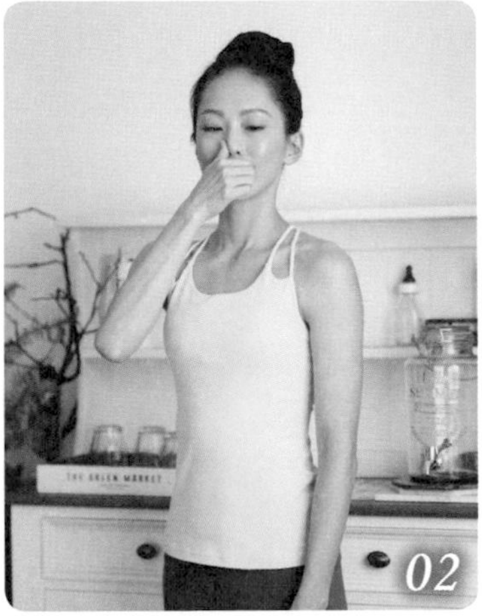

右手任何一手指按壓住右鼻腔，只用左鼻腔吸氣和吐氣。

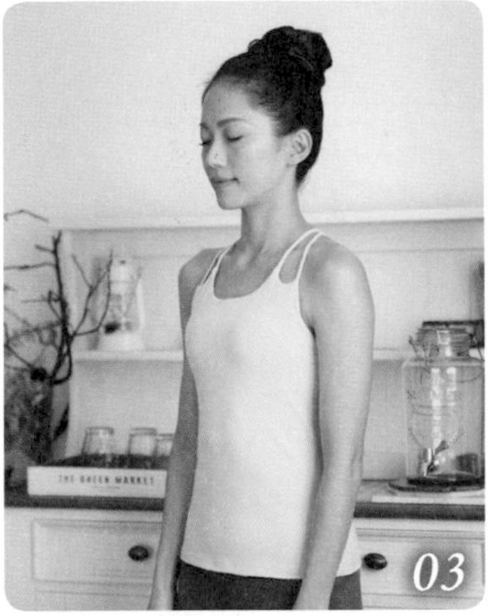

右手離開右鼻腔，回到兩個鼻腔呼吸。請讓自己停留、觀察，再換邊。

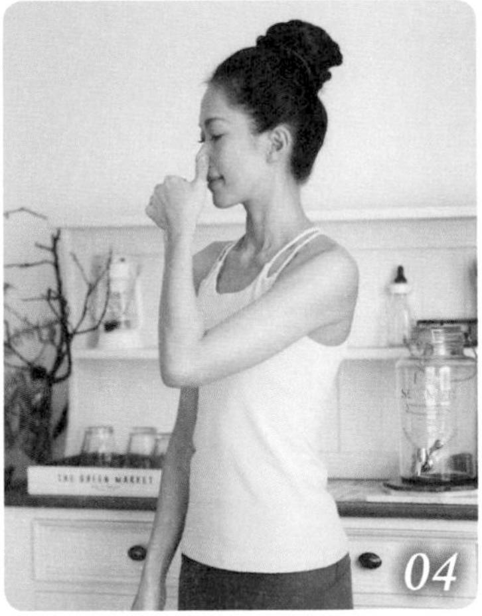

左手任何一手指按壓住左鼻腔，只用右鼻腔吸氣和吐氣。

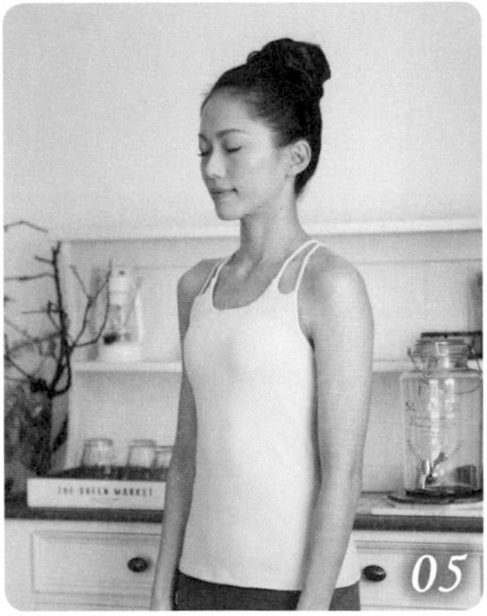

左手離開左鼻腔，回到兩個鼻腔呼吸。請讓自己停留、觀察。

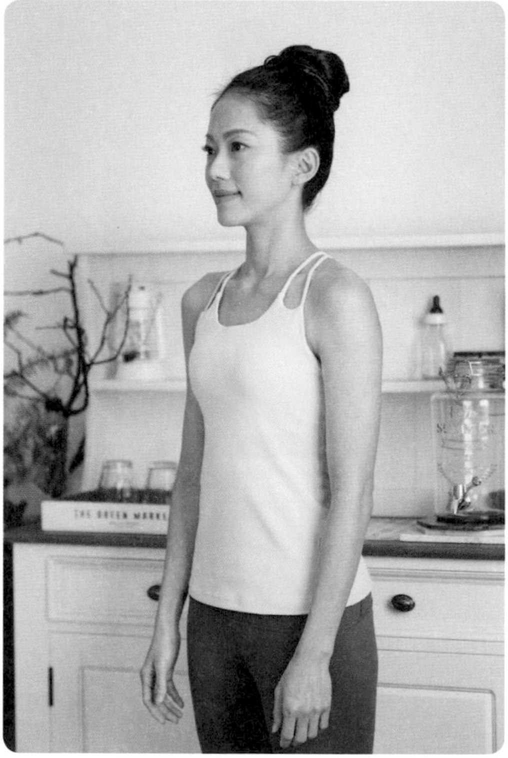

01

不用任何手關住鼻腔，僅用自己的大腦和意念讓左鼻腔吸氣和吐氣。

02

回到兩個鼻腔，停留、觀察，再換邊。

03

不用任何手關住鼻腔，僅用自己的大腦和意念讓右鼻腔吸氣和吐氣。

04

回到兩個鼻腔，停留、觀察。

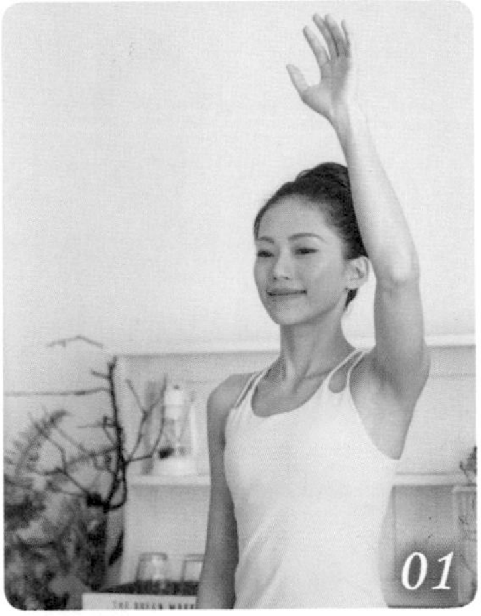

不用任何手關住鼻腔，左鼻腔吸氣，舉起左手。

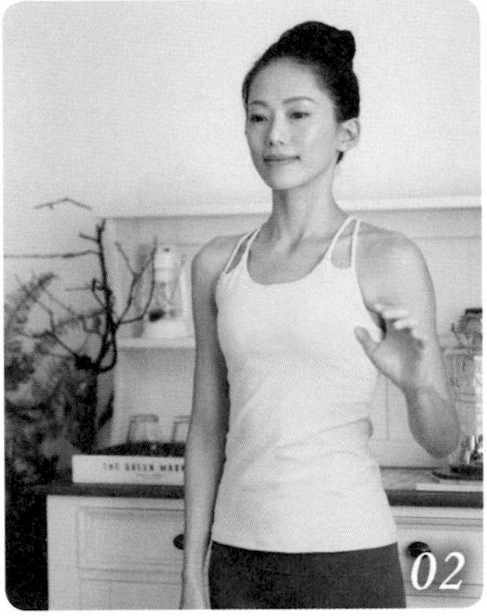

左鼻腔吐氣，放下左手。

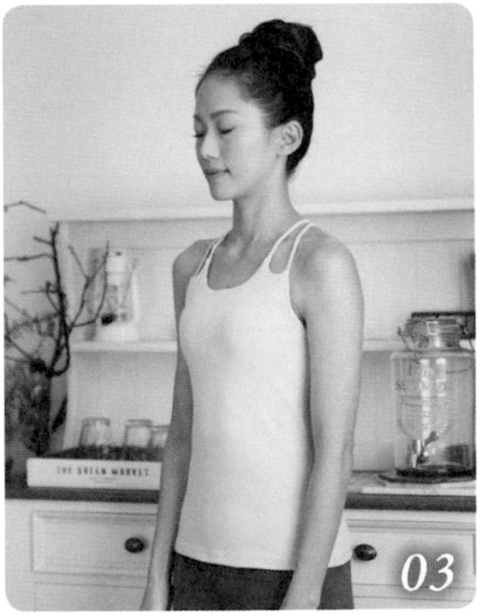

重複數次後，停留、觀察。

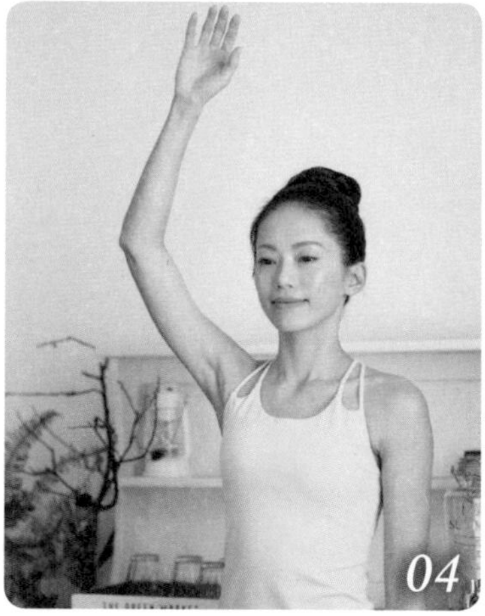

右鼻腔吸氣，舉起右手。

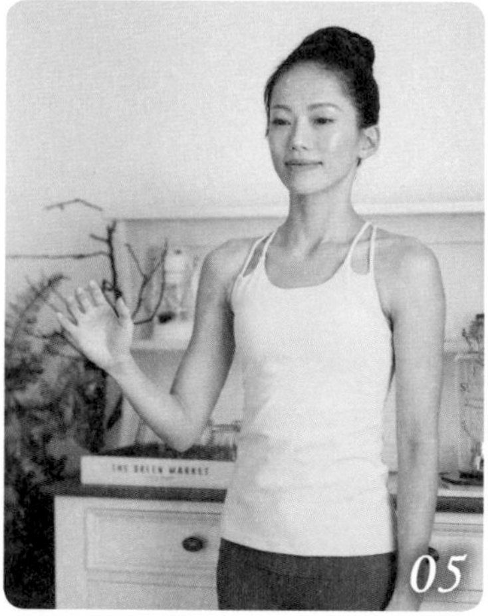

右鼻腔吐氣，放下右手。

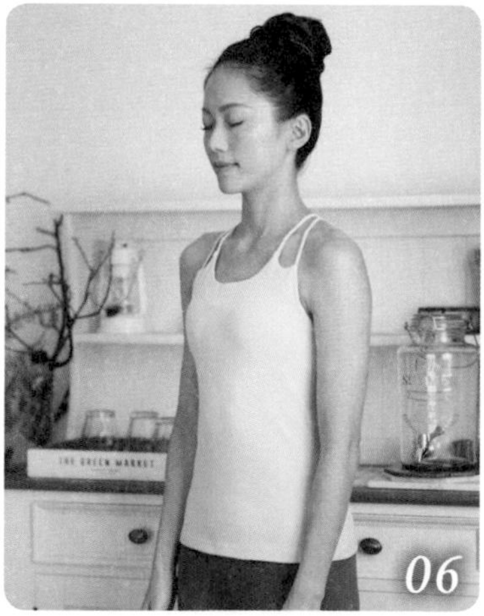

重複數次後，停留、觀察。

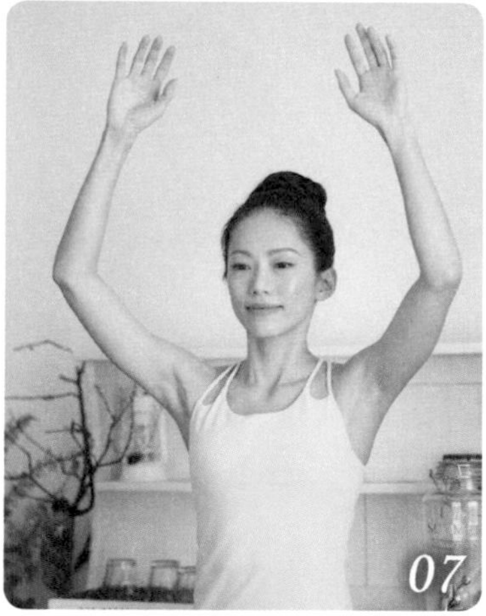

左右鼻腔吸氣，舉起雙手。

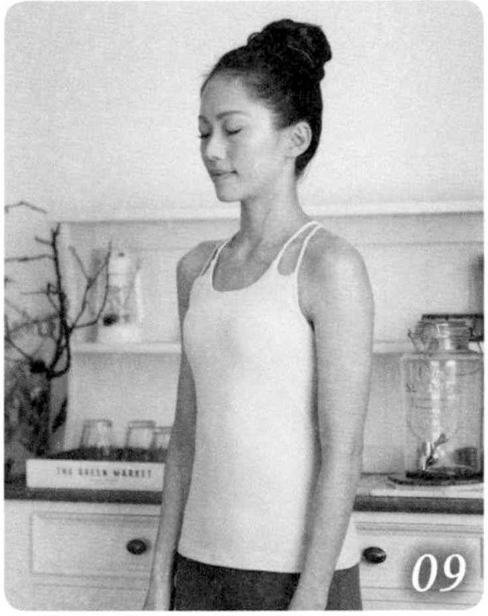

重複數次後，停留、觀察。

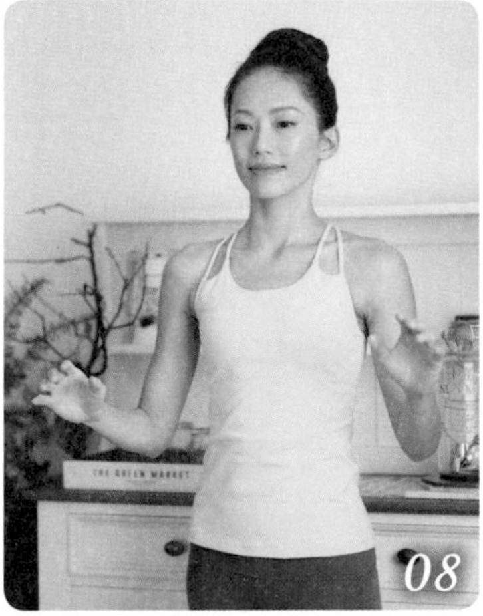

左右鼻腔吐氣，放下雙手。

以上的練習沒有制式的次數和長度，完全由你自己當下的狀態決定，中途累了或注意力再也無法集中，就請停止休息，請不用擔心如此會效果不彰，反而要著重的是：「我在這個練習裡是否有全心全意，並且打從心底的專注練習？」還是：「我只是『為了』練習而練習？」

呼吸時所搭配的身體動作或順序，你可以自行做交換，亦沒有規定一定要從右邊或左邊開始，也沒有規定一定要舉手，你可以自行換成腿、臀、胸、腹、背或五官等你想到的任何活動。只要清楚地知道當下的自己正在做什麼，並且能夠專心地做，皆能達到練習的效果。

我們的生活早已在被充滿規定的環境裡同化，因為長期習慣地依循這些規矩和教條，無形中我們忘記我們身為人，本來就擁有極大的自由度。當然我們需要遵循一些規範，以維持社會上的秩序，然而，當回到自己最單純的呼吸和身體，我鼓勵大家暫時放下這些「規矩教條」，將所謂的次數和順序暫且擱一旁，僅用自己最自然原始的呼吸及身體，去練習、去體驗。

“專心一致，又必須經常保有空間和彈性，
隨時調整和改變，避免讓自己陷入另一個執著和眷戀。” 瑜療師碎念

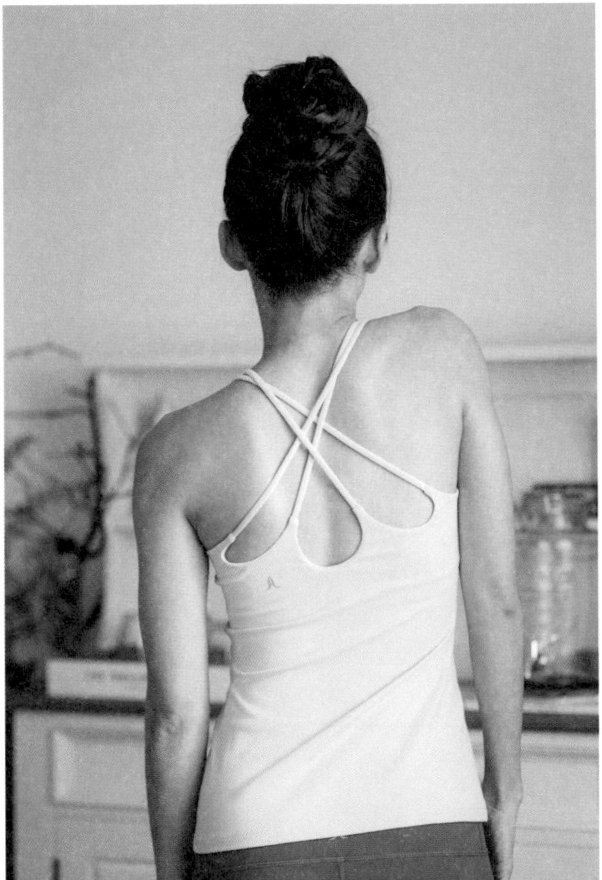

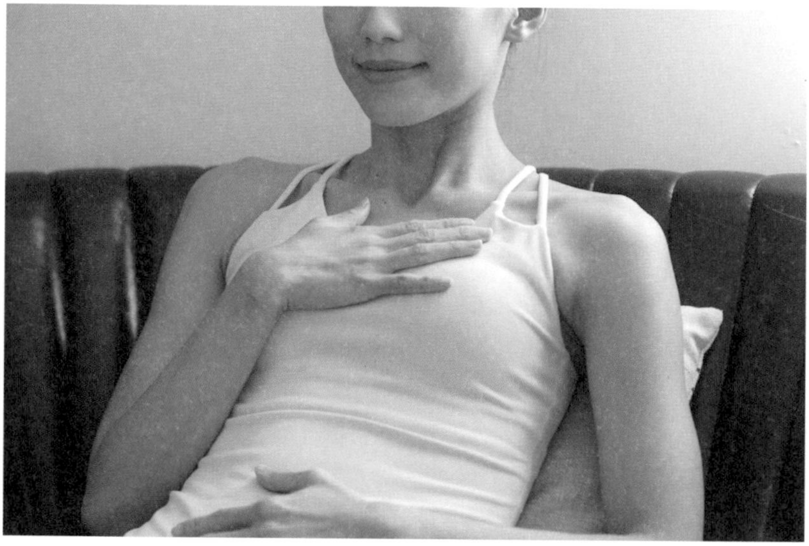

在睡前，你可以這麼做

考量到準備入睡，需要讓呼吸和身體逐漸安靜下來，進而讓我們的神經系統也跟著沉穩，因此，不建議再有任何的大動作或大移動。

可以讓自己坐著，讓身體後方有依靠，例如靠牆或靠枕，或者選擇直接躺著。

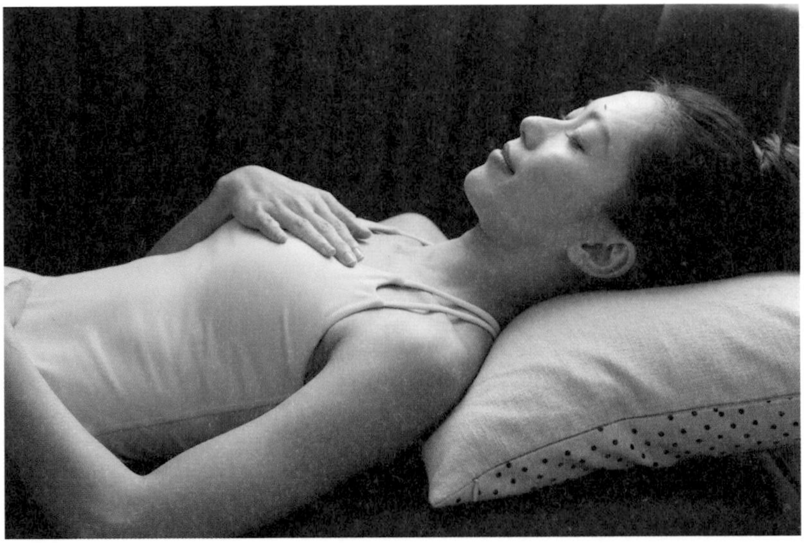

01

一手掌放置在胸腔，一手掌放置在腹部。

02

吸氣，讓空氣經過胸腔的手掌、腹部的手掌。

03

吐氣，讓空氣經過腹部的手掌、胸腔的手掌。

04

重複數次，回到自然呼吸，停留、觀察。

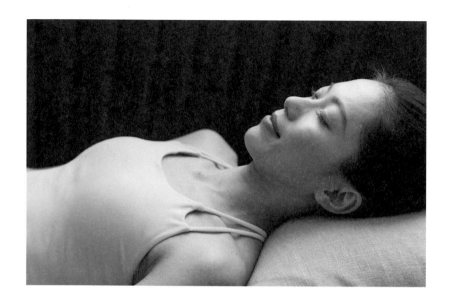

01

不用任何手掌的觸摸，僅用自己的大腦和意念。

02

吸氣，讓空氣經過胸腔、腹部。

03

吐氣，讓空氣經過腹部、胸腔。

04

重複數次，回到自然呼吸，停留、觀察。

和上述的練習概念一樣，沒有次數和時間長度限制，若是練習到一半就此睡著了也沒有關係；也沒有一定要非得經過胸腔和腹部，你可以試著讓吸氣和吐氣通過身體其他如腿、臂、軀幹、手、五官等部位，去觀察當吸氣或吐氣通過這些部位時，你觀察到什麼？

請總是記得讓所有的練習保持彈性和空間，僅將重點放置在：「我現在的呼吸是此時此刻的。」並時刻對自己保持好奇心，當你對自己有了好奇心，你會想要自己進一步去探索，當你願意深入探究自己，你便已讓自己處在當下，讓自己的整個人全然地和當下相處在一起，同時也意味著你允許自己撥出時間及精力，和自己相處，觀看自己現在的樣子，而不再是不斷地向外或向他人討取解答，急著到處搜尋找出答案，只想看見立即結果，立馬改變現狀。

“能夠有愛心和耐心地和自己獨處，無疑是對自己充滿慈悲。當自己懂得對自己慈悲，便會對圍繞在自己身邊的人事物慈悲。”

瑜療師碎念

Chapter 2

活用呼吸，
搭配簡易瑜伽

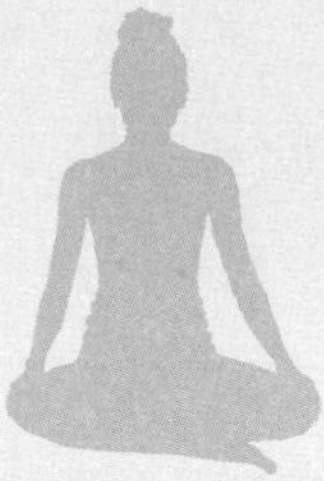

在上個篇章，是否稍微了解呼吸對於自己的重要呢？接下來，讓瑜伽療癒師陪伴你一起做一些練習，把簡單的動作自然地帶入呼吸中，完全不需有立即達成目標的壓力，希望很有彈性地慢慢嘗試與完成，希望能幫助你更貼近聆聽、感受自己的身心。

練習前的準備

準備身心狀態與喜歡的地點

首先，找一個自己喜歡的環境。

很多人都會誤以為，練習的時候一定要找一個「很安靜」的地方，也因此很多人會因為找不到這個「理想」的地方，最後放棄練習。這裡提醒的是，找一個安靜的地方，固然能夠較容易幫助自己專心地進入練習，然而，若是找一個適合自己現在狀態的環境，可能比起「被規定」在哪個環境下練習，來得更輕鬆自在。

因此在練習前，請不要心急，先問問自己：「就著現有的條件下，我現在最想要，並且讓自己待在哪裡最適合？」所以，你很可能人現在正在辦公室，而在這個「現有且有限制」的條件下，「我盡量可以找出最適合的環境是哪裡？」對現在狀態的你而言，也許是沙發、茶水間，又也許是樓梯間。

“做任何練習前，不心急，先確定自己現在的整體狀況；。
生活中，做任何行動前，不心急，先確認自己現在的整個狀態。”
瑜療師碎念

有節奏的聲音或音樂輔助

剛開始練習時，可以準備有節奏的聲音或音樂輔助練習，例如節拍器、缽音、海浪聲、鐘擺聲…等。待找到自己想要練習的環境後，接著，決定自己現在是否想要藉著有節奏的聲音協助自己練習。

是否一定要有節奏或音樂的引導，也是非常個人的感受，有時候，就是會覺得聲音是特別干擾；有時候，又會特別覺得聲音是非常好的輔助。

因此，請根據當下自己的狀態，決定自己現在的練習是否適合加入節奏或音樂。如果你稍微懷疑，不確定到底是否適合，那麼我會鼓勵你都去試試看，反正只要試了之後，覺得不適合，再拿掉節奏或音樂也無傷大雅。

練習的時間和次數不設限

在這個練習設計裡，依據大部份人能接受的時間長度，是以一個組合進行三分鐘為主。但是，請依照個人當下的體力和精神狀況做增加或減少，請不用擔心，並不會因為少做就會沒有達到效果，或者多做則會效果加倍，反而著重於：「我是否有專心於現在的練習。」比如說邊做邊滑手機或看電視，和只專心做的結果，兩者肯定會不同；又或者，自己今天的精神就是感到較為疲累，可是仍逼迫自己一定得完成所有組合，那麼整個練習過程，想必比起較有精神時的練習也是不同。

“透過練習，練習適宜適量；回到生活，亦能適宜適量。”

瑜療師碎念

練習具有可變性

要記得的是，我們是人，我們是活著的生物，我們每天都在跟周遭的萬物流動著，即便看起來似乎每天是一成不變的行程，但是在各種細小的變化上，都值得讓我們用心去感受。

而我們亦是獨立的個體，我們每個人本來就不一樣，我自己對舒服感覺的定義，肯定跟你的他的定義也是不一樣。因此在這個練習裡頭，我不會告訴你，練習A組合，就可以獲得B．C．D等感覺或益處，反之，我需要你自己隨著不同的組合練習，去觀察你自己在這些組合練習中的所有狀態，包括你的感覺、感受、情緒、念頭、思緒等，在練習中你正在忙些什麼？在練習中你正在發生什麼事？更鼓勵你在練習之後，紀錄下你整個練習的經驗，包括外在的呼吸和身體，以及內在的感受等，為自己寫身心日誌。

當然在某些時候練習完，你會覺得「沒什麼感覺」，甚至「不知道剛剛在做什麼」；某些時候，可能會「感覺不對勁」，甚至對你而言是「負面感受」；某些時候，又可能「感覺非常好」，對你而言這是「正面感受」，然而不管這些感覺是你喜歡的還是討厭的，抑或是沒啥感覺的，我都請你將它們盡情地寫下來。無庸置疑地，我們都喜歡「正面」的感覺，也希望獲得「正向」的能量，然而，若是沒有經歷過所謂的不舒服或不喜歡的感覺，又如何能感受到舒服或喜歡的美好呢？舉例來說，一個每次都拿第一名的學生，他對於第一名的喜悅感，肯定和一個每次排在十名外，突然在某次考試中拿到第一名的喜悅程度不一樣。

在這個電子資訊充斥的時代，我們失去了許多親手寫下字句的機會，很多時候，我們會有很多非常棒的感覺或想法出現在那一瞬間，但是我們沒有將之立即紀錄下來，便讓它消逝而去。另外，鼓勵親手紀錄的原因是，當我們使用紙筆，一筆一畫寫下時，我們便需要花些時間，在字體筆畫上著墨，或在內容描述裡整理，這樣的時間花費，會讓我們的動作自然地開始減速，而當我們的身體速度放慢，呼吸的速度便也會同時跟著放慢，我們的大腦運作也就主動地跟著一起慢下，當我們一切都變得慢了，我們能更容易集中專注，並持續將專注保持在自己的此時此刻，這無非也是一種瑜伽練習。

如果你願意的話，我更鼓勵你紀錄下每次的練習，然後看看自己在這一段的練習歷程，你自己發現了什麼，對你來說是印象深刻、別具意義或是新的發現？

接下來的組合練習，只是依據我個人多年下來的自我練習和教學經驗，編制成大家容易上手，以及不受時間或地點限制的練習組合。也再次提醒，「練習具有可變性」，並非「一定」要按照這樣的組合順序、動作大小，亦或次數和長度等，練習才會獲得益處。

“練習讓自己的練習重質不重量，進而能讓自己的生活重質不重量。”

瑜療師碎念

最後，請你把練習的重點放在呼吸和身體動作彼此的配合流動，你如何透過自己的呼吸和自己的身體，舞出一首和諧的雙人舞，重點不在於「呼吸的技巧性」或「動作的精準性」，而是「整體的感受性」。

也許你會擔心：「那我這樣會不會姿勢不正確而受傷？」、「那我會不會沒有練到？」請百分之百全然地相信你自己的身體，當你一心一意、專心一致地將焦點放在你自己的身體，你的身體絕對會告訴你任何他覺得不妥的地方。其實身為人都具備如此的自然反應，就像是當在一個姿勢裡維持太久，自己就會自動換姿勢或動一動。而至於有沒有練到這個疑問，如果你是有特殊目的，比如你想增加肌力或增加心肺功能，我建議你可以去參加針對此目標性明確的課程，換句話說，你所選擇的任何練習類型或項目，基於你的練習目標。

而在本書的練習組合目的，只是想透過呼吸帶領身體去流動，開啟大家對自己呼吸的覺知，進而身體的覺知，也許還能再進一步地往裡頭探索，對自己內在的覺知。

一般的瑜伽課程，大多是身體動作先完成，再加入呼吸，透過呼吸輔助，以維持瑜伽姿勢的停留。然而，在這一套練習組合裡，卻是反過來做，先由呼吸開始，再加入簡易動作，呼吸為主，動作以輔，在過程中彼此相輔相成。

若你是瑜伽資深練習者，願意的話，可以回到這個簡易的練習，重新在簡單的動作中，探索自己的身心；若你是瑜伽初學者，可以搭配這個練習，提升自己對於呼吸和身體的覺知，進而回到瑜伽課堂中，幫助自己找到更多瑜伽姿勢和呼吸之間的平衡；而若你是對於瑜伽有些刻板印象，甚至畏懼，還在門外觀望者，我鼓勵你從這個練習開始進入，等練習數次後，對自己的呼吸和身體有稍微瞭解，再決定是否進一步踏入一堂完整的瑜伽課。

無壓力的日常練習組合

呼吸方式

基於我們日常生活中，多半都是緊閉雙唇，將氣憋住在行動，因此在這個練習裡，建議採取「鼻吸嘴吐」的方式來進行。當然如果在練習過程中，無論你想要嘗試轉換口鼻呼吸方式，或是你自然地回到某種呼吸樣式上，絕對是可以，並且是我非常鼓勵的，只要你確認自己不是「正在憋氣」，而是注意到「我現在有在呼吸」即可。

呼吸節奏

以大部份的人能掌握的呼吸長度之「四拍吸氣、四拍吐氣」為主。至於速度，以個人可掌握之速度為主，並且能與身體動作搭配在一起，是具有協調性的，像是呼吸帶領動作，抑或動作帶領呼吸，兩者之間的距離並不會南轅北轍，因此，你在練習的過程中，不會因為只為了要做好呼吸節奏，而犧牲身體動作流動，反之，也不會因為為了做到身體動作流動，而犧牲呼吸韻律。

特別提醒的是，若是在練習過程中，你突然感到節奏打亂，呼吸和身體有一種無法互相配合的感覺，建議先暫停所有動作，讓自己回到靜止，重新整理自己的呼吸覺知後，才再度進入呼吸節奏，且待呼吸節奏穩定能掌握後，再加入動作。

請記得，練習是要幫助「提升」對於自己呼吸的感知，亦同時提升對於自己肢體的感受，而非必須「完整完成」整套練習，也非一定要完整完成才能獲得益處。試想，雖然完整完成整套練習了，但是在這過程中，若你的呼吸節奏是忽快忽慢，又或者，你的動作在某些時候做得特大，有時候又只是瞬間比劃過去，你的呼吸和身體沒有處在同一個頻率上，那麼這樣情況下練習後的效果，也是有待商榷。

動作內容

也是以大部份的人能掌握的動作組合成流動，如果你有一些身體上的不適，例如精神不濟、頭昏腦脹、感冒、生理痛等不適症狀，但你又希望可以活動一下以舒緩不適，你絕對可以選擇簡單的樣式進行，或者改成更簡易的練習內容。例如：

1．選擇躺姿練習，而不是站姿動作。

2．縮短練習時間，像是只做一分鐘，不需做到三分鐘。

3．縮小動作幅度，手臂或腿不需完全伸直、軀幹也不需抬離地板太遠。

4．放慢行進速度，依呼吸和身體狀況可負荷的速度，不需非得跟上整齊的吸吐四拍節奏。

請記住，所有的練習設計僅供一個大方向性的參考，你絕對有權利在內容上做增加或減少的調整，請不用擔心會因為多做或少做、做大或做小，而失去所謂的效用，反而是「選擇適合現在自己狀態的練習」才是最建議的練習方式，猶如天秤般地看似停止在中間，實際上它卻在這個中間裡持續地上下微動。

“不斷地調整、改變，是謂平衡。” 瑜療師碎念

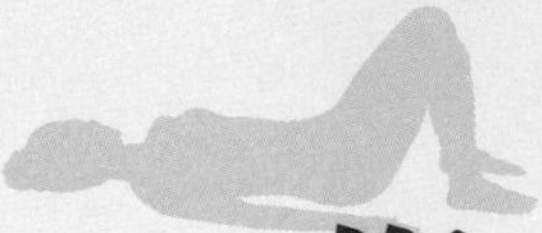

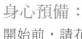

仰躺姿系列

身心預備：

開始前，請花個三到五分鐘，活動你自己的呼吸和身體。這裡的活動，就是自由自在的活動，你愛怎麼動就怎麼動，不拘泥於任何特定姿勢或形式。透過這一小段活動，進一步確認：

「我現在的呼吸、身體、
精神、思緒等整體狀態。」

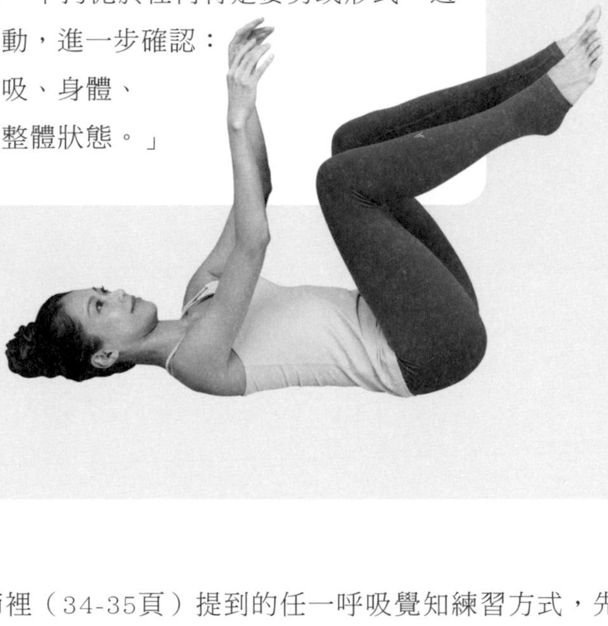

呼吸預備：

透過上一章節裡（34-35頁）提到的任一呼吸覺知練習方式，先找到自己現在吸氣和吐氣的感覺，再找到屬於自己現在的呼吸模式。

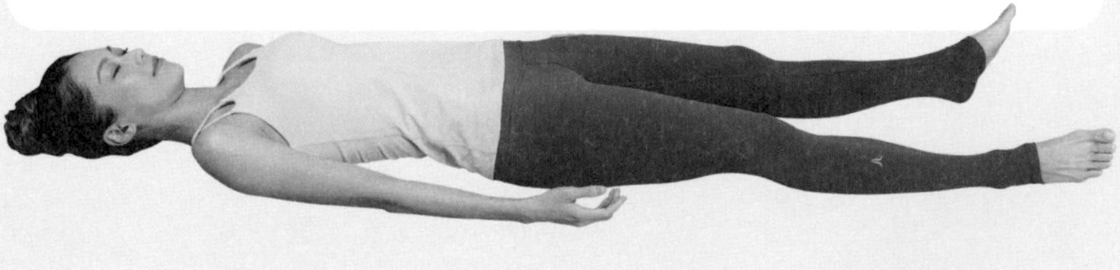

A 組合

動作預備：
雙膝彎曲，雙腳掌踩地，雙腿寬度約與骨盆同寬，雙手臂擺放在身體兩側，感受整個身體後側和地面接觸的感覺。

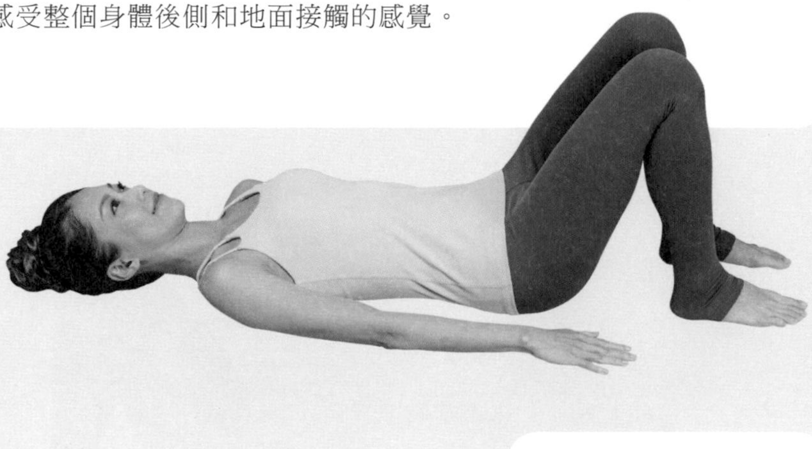

呼吸節奏：
開始進入吸氣四拍、吐氣四拍的節奏。

動作流動

*1*臀部離地 ▶ *2*臀部著地 ▶ *3*雙手臂抬起 ▶ *4*雙手臂放下

呼吸動作組合：

01

吸氣＋臀部離地。

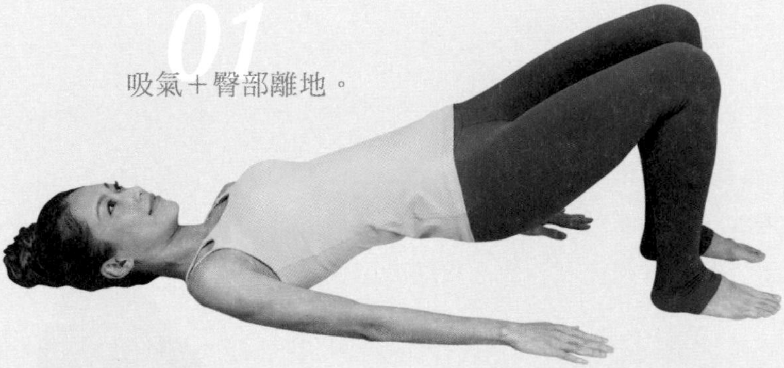

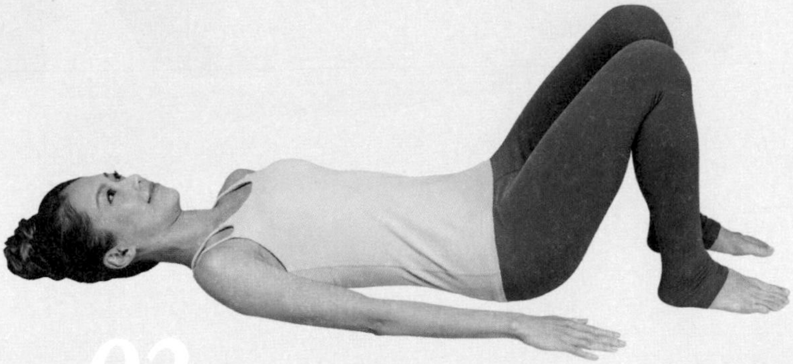

02

吐氣＋臀部著地。

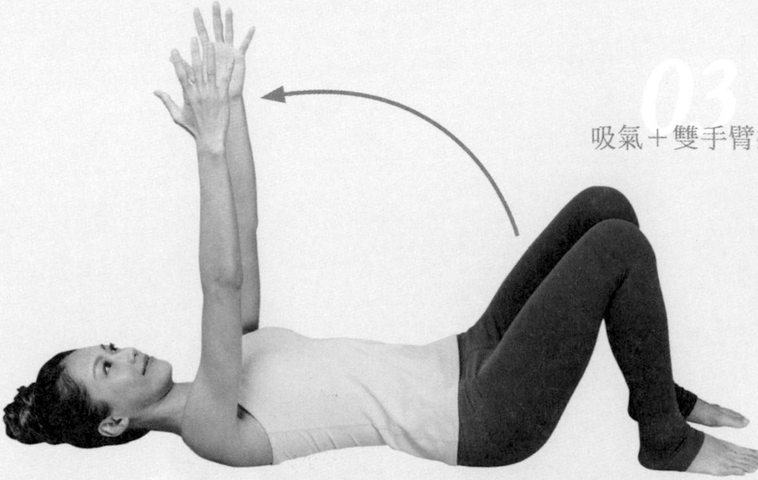

03

吸氣＋雙手臂抬起。

04

吐氣＋雙手臂放下。

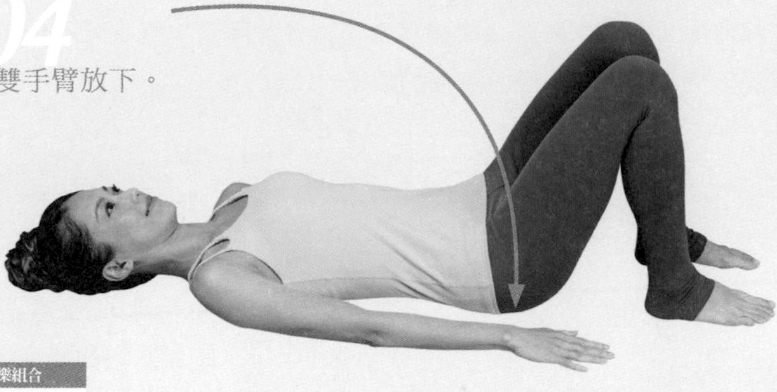

動作音樂組合

重複數次後，最後回到躺姿靜止、觀察呼吸和身體。

| B 組合 |

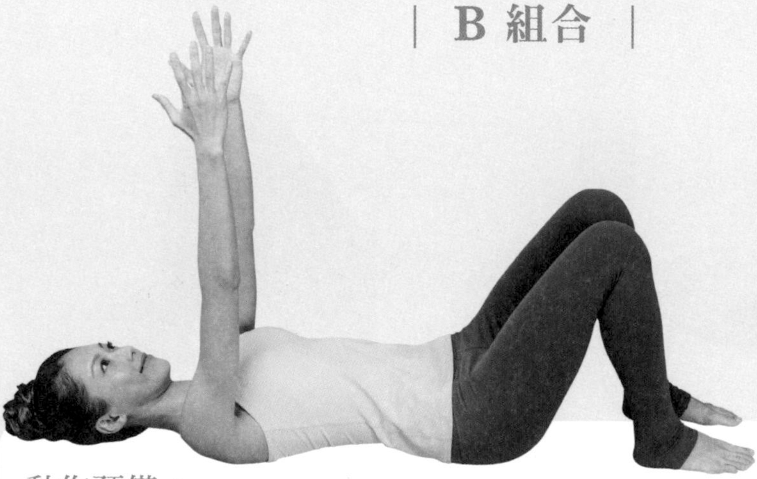

動作預備：

雙膝彎曲，雙腳掌踩地，雙腿寬度約與骨盆同寬，雙手臂舉向天空，感受整個身體後側和地面接觸的感覺。

呼吸節奏：

開始進入吸氣四拍、吐氣四拍的節奏。

動作流動

1 雙手臂左右分開 ▶ *2* 雙手臂回到中間 ▶ *3* 雙腿左右打開 ▶ *4* 雙腿回到中間

呼吸動作組合：

01

吸氣＋雙手臂左右打開。

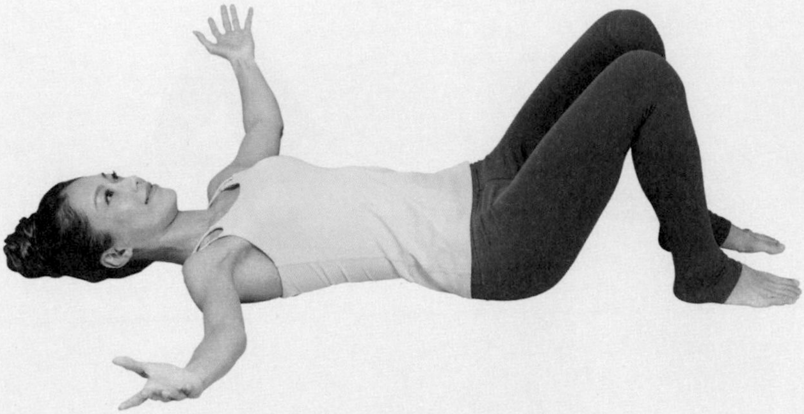

02

吐氣＋雙手臂回到中間。

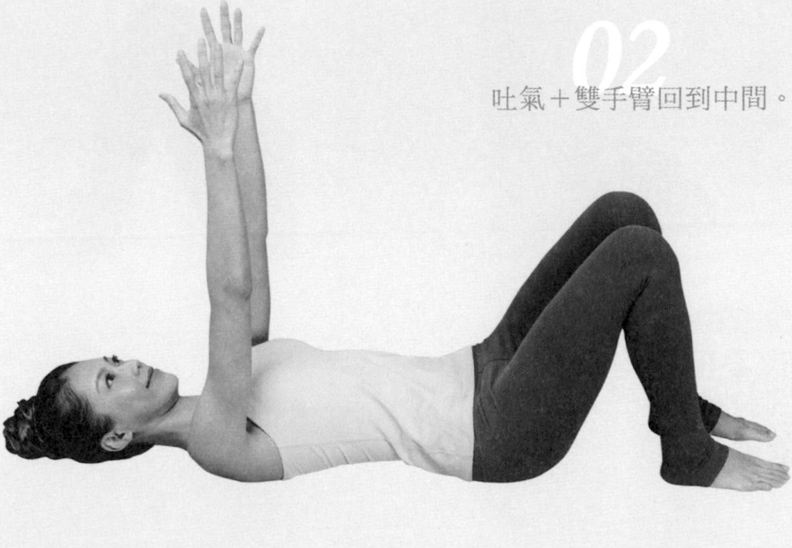

03
吸氣＋雙腿左右分開。

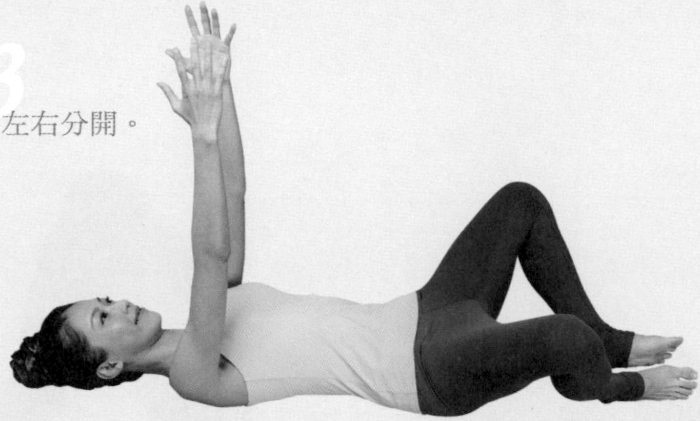

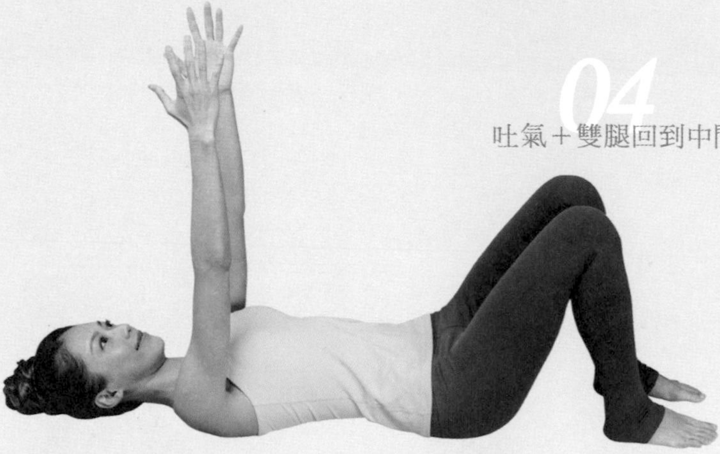

04
吐氣＋雙腿回到中間。

動作音樂組合

重複數次後，最後回到躺姿靜止、觀察呼吸和身體。

C 組合

動作預備：

雙膝彎曲，雙腳掌踩地，雙腿寬度約與骨盆同寬，雙手臂擺放在約與肩高的身體兩側，感受整個身體後側和地面接觸的感覺。

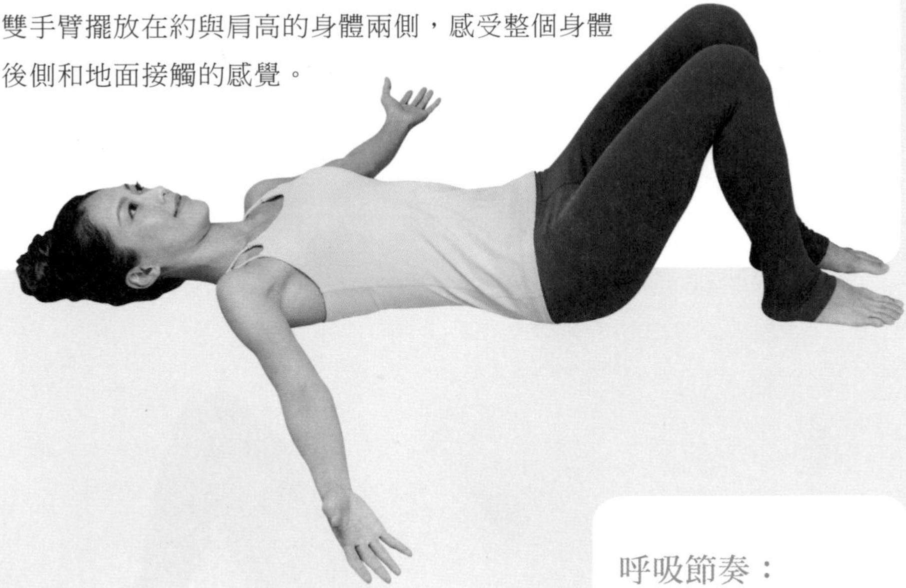

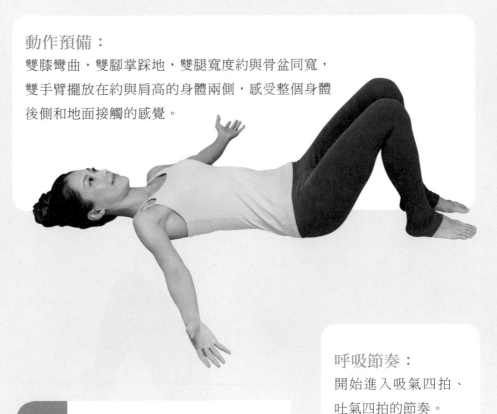

呼吸節奏：

開始進入吸氣四拍、吐氣四拍的節奏。

動作流動

*1*雙腿往側倒 ▶ *2*雙腿回中間 ▶ *3*雙腿往另側倒 ▶ *4*雙腿回到中間 ▶ *5*一手往另手方向蓋 ▶ *6*蓋的手回原地 ▶ *7*換手往另手方向蓋 ▶ *8*蓋的手回原地

呼吸動作組合：

01
吸氣＋雙腿往側倒。

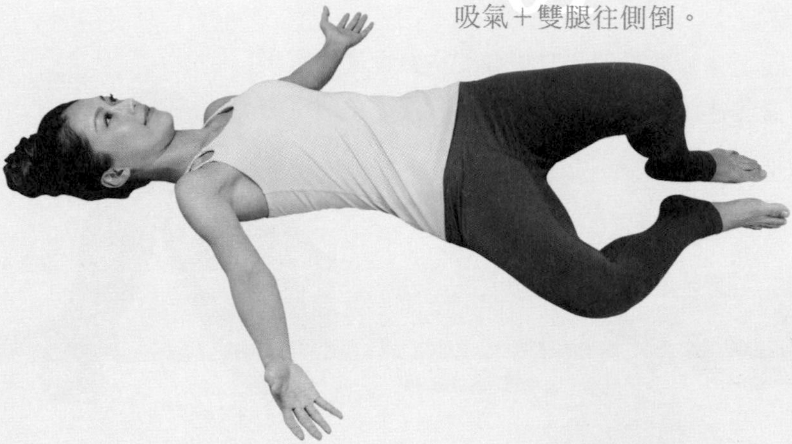

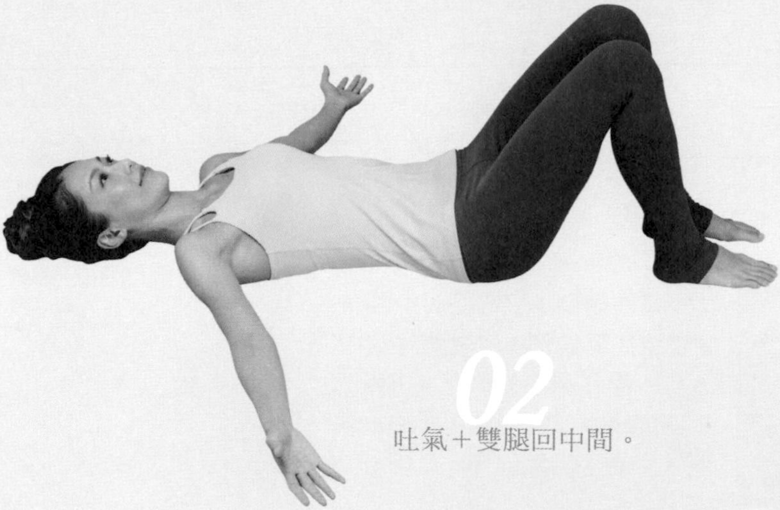

02
吐氣＋雙腿回中間。

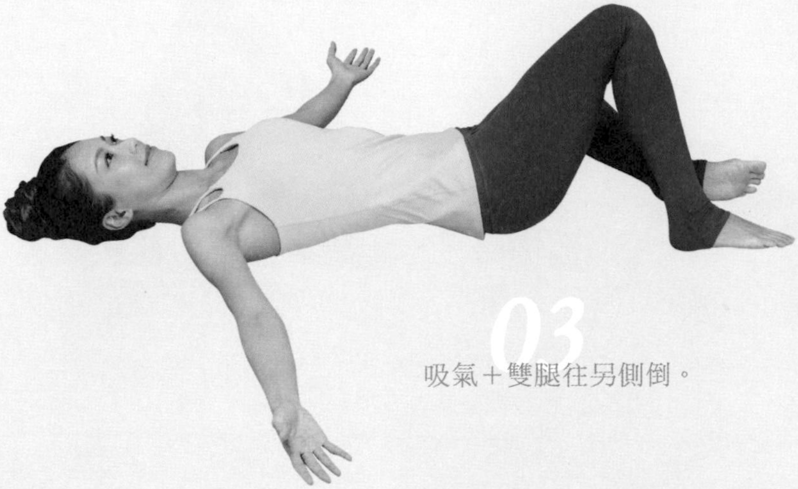

03

吸氣＋雙腿往另側倒。

04

吐氣＋雙腿回到中間。

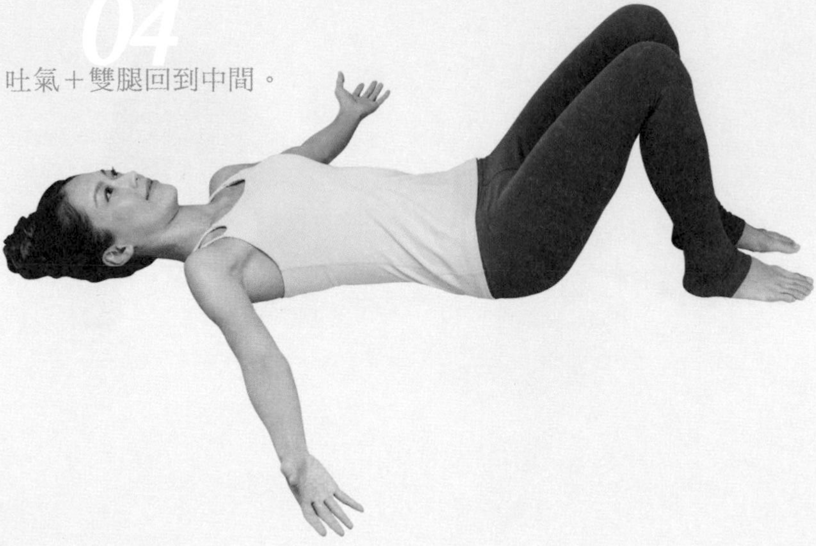

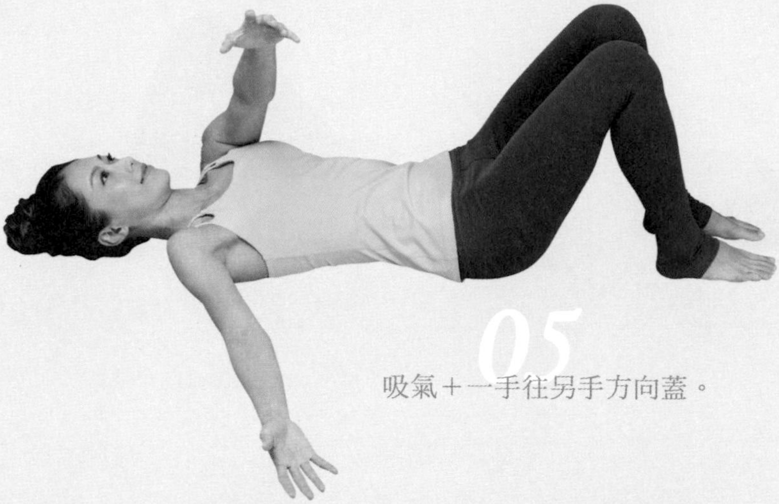

05

吸氣＋一手往另手方向蓋。

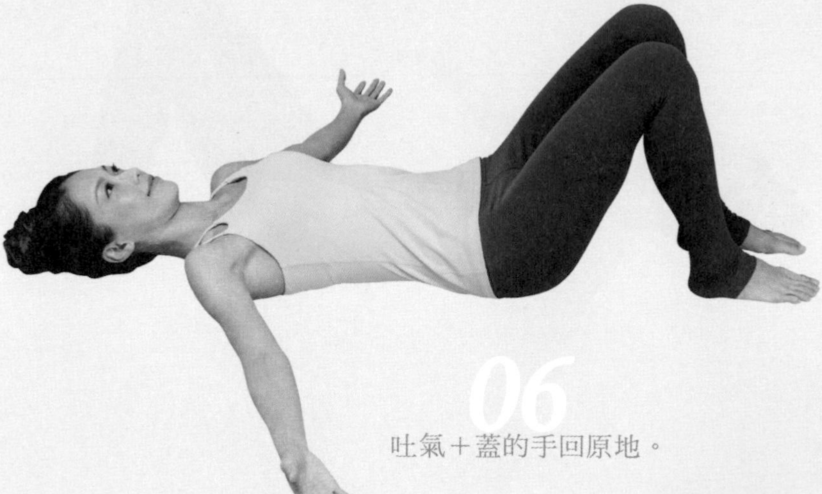

06

吐氣＋蓋的手回原地。

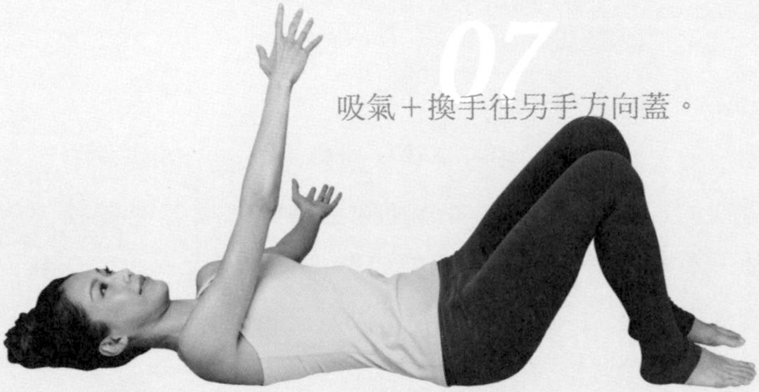

07

吸氣＋換手往另手方向蓋。

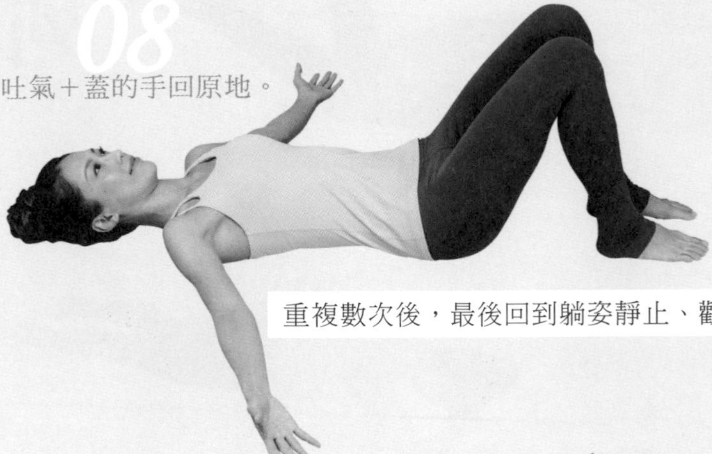

08

吐氣＋蓋的手回原地。

重複數次後，最後回到躺姿靜止、觀察呼吸和身體。

notice

·瑜伽療癒師小提醒·

動作音樂組合

仰躺姿組合以身體背面穩定支撐為主，因此建議背部後方的材質需要平坦且具有支撐力，不一定要使用瑜伽墊，可以選擇如地墊、地毯、毛毯等自己喜歡的材質，若想躺在床上練習，要確認床墊是否過於柔軟或過度彈性而影響穩定。

俯臥姿系列

身心預備：

開始前，請花個三到五分鐘，活動你自己的呼吸和身體。這裡的活動，就是自由自在的活動，你愛怎麼動就怎麼動，不拘泥於任何特定姿勢或形式。透過這一小段活動，進一步確認：「我現在的呼吸、身體、精神、思緒等整體狀態。」

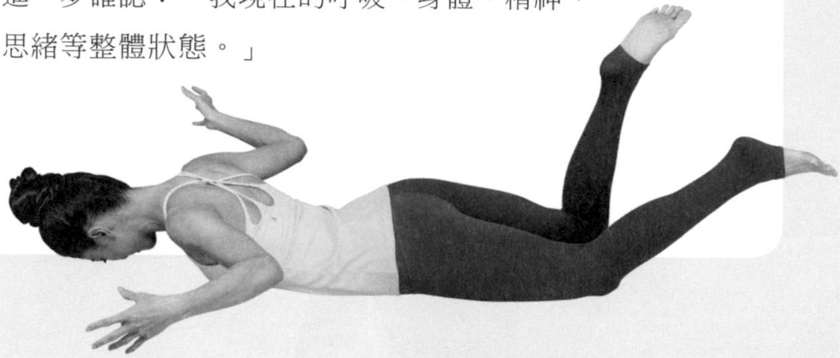

呼吸預備：

透過上一章節裡（34-35頁）提到的任一呼吸覺知練習方式，先找到自己現在吸氣和吐氣的感覺，再找到屬於自己現在的呼吸模式。這裡可選擇雙手掌墊在額頭下方或臉頰貼地，使口鼻有更多空間呼吸。

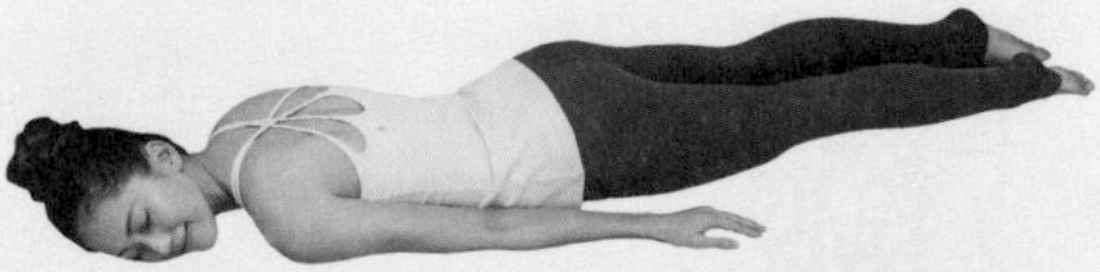

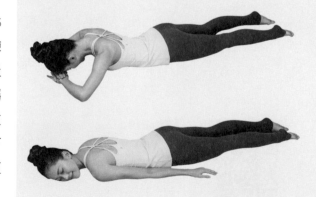

A 組合

動作預備：

臉頰貼地，雙手肘彎曲，手臂置於身體兩側地面，雙腿伸直，雙腿寬度約與骨盆同寬，感受整個身體前側和地面接觸的感覺。

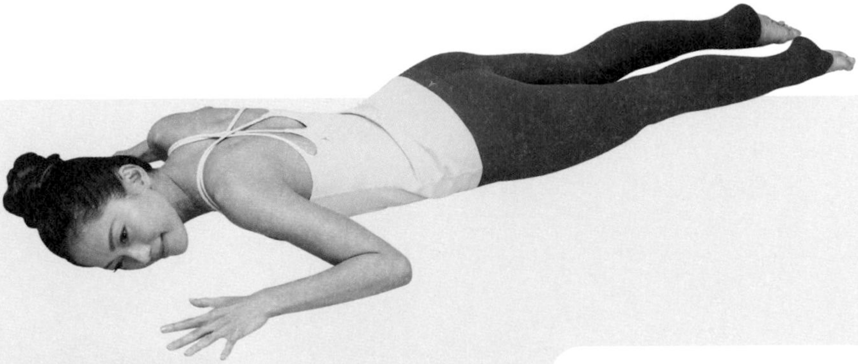

呼吸節奏：

開始進入吸氣四拍、吐氣四拍的節奏。

動作流動

*1*頭胸離地 ▶ *2*頭胸回地 ▶ *3*單腿離地 ▶ *4*離地腿回地 ▶ *5*頭胸離地 ▶ *6*頭胸回地 ▶ *7*換腿離地 ▶ *8*離地腿回地

呼吸動作組合：

01

吸氣＋頭胸離地。

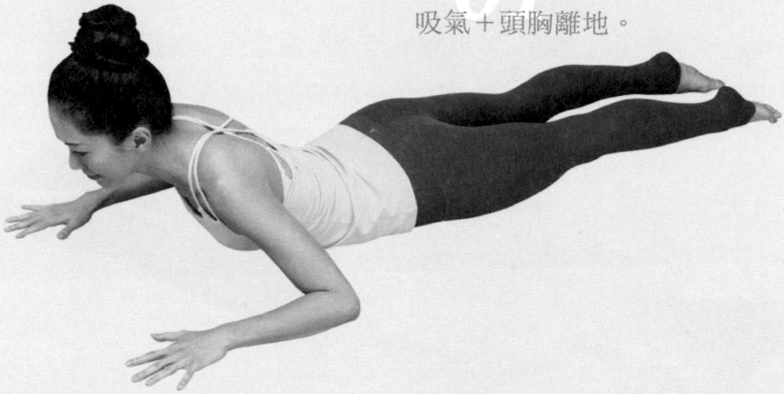

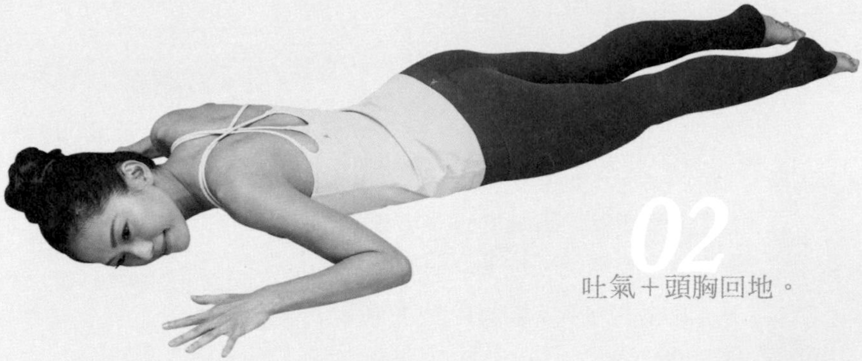

02

吐氣＋頭胸回地。

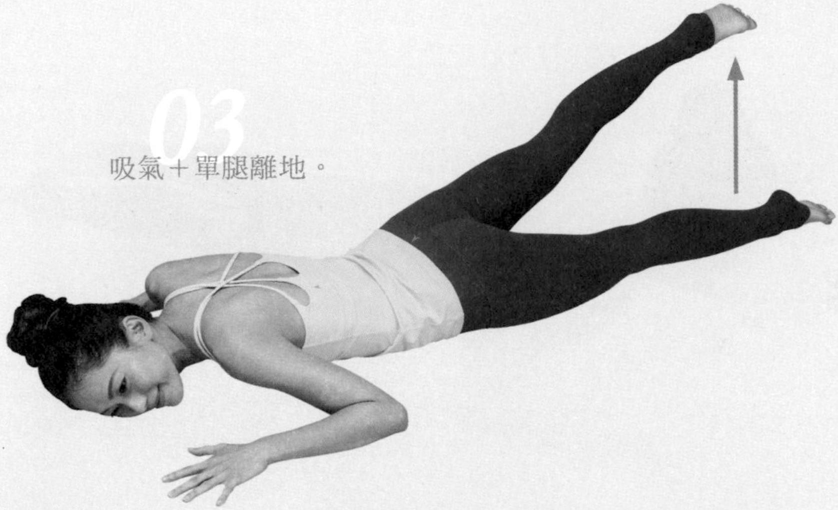

03

吸氣＋單腿離地。

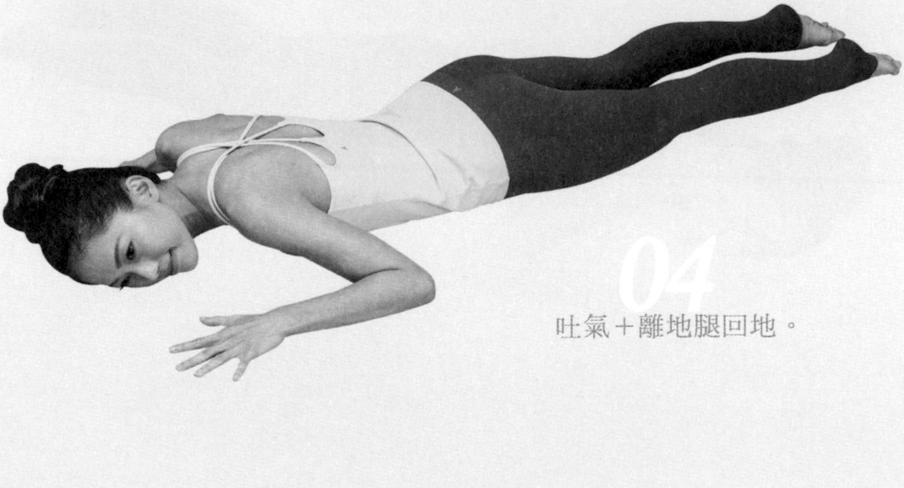

04

吐氣＋離地腿回地。

05

吸氣＋頭胸離地。

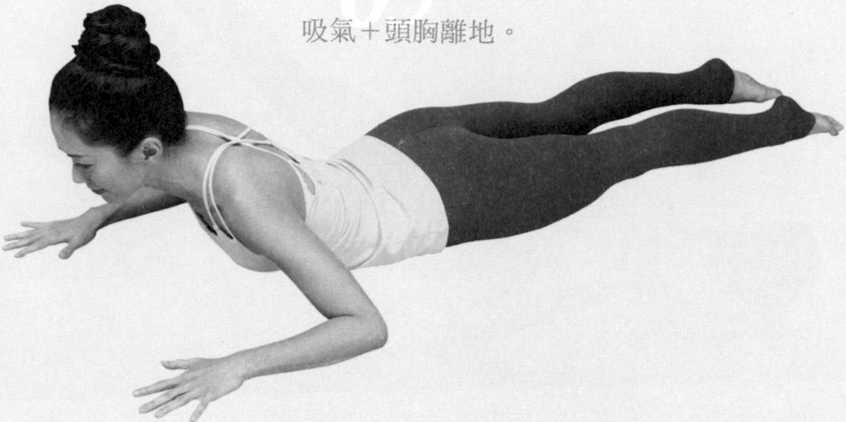

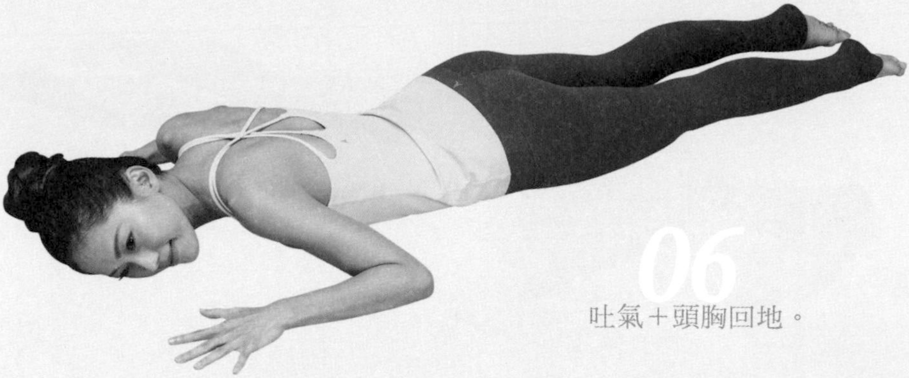

06

吐氣＋頭胸回地。

07

吸氣＋換腿離地。

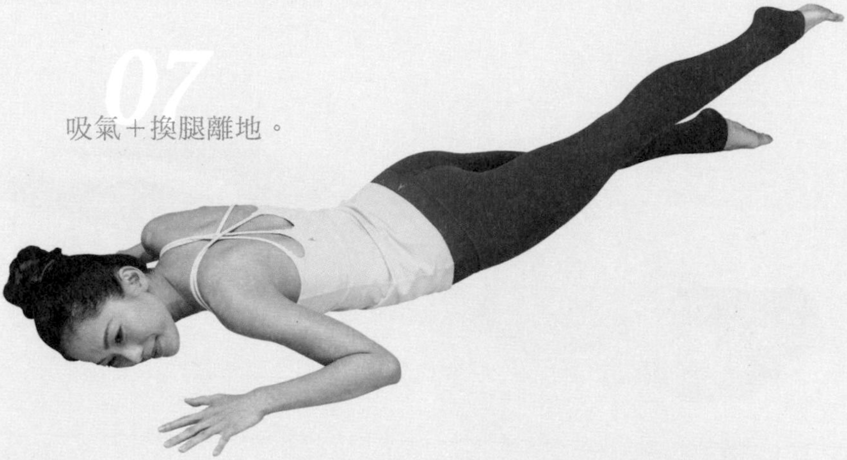

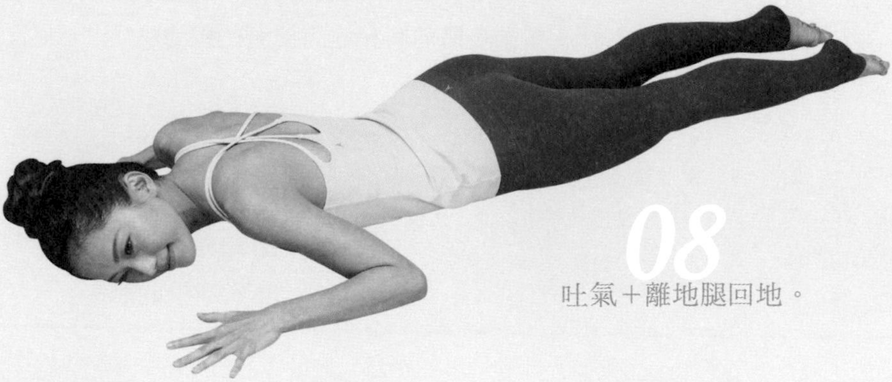

08

吐氣＋離地腿回地。

動作音樂組合

重複數次後，最後回到趴姿靜止、觀察呼吸和身體。

| B 組合 |

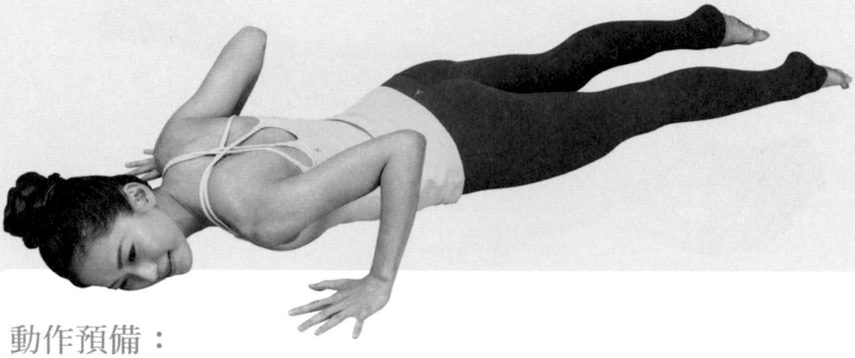

動作預備：

臉頰貼地，雙手肘彎曲，手掌置於身體兩側地面，雙腿伸直，雙腿寬度約與骨盆同寬，感受整個身體前側和地面接觸的感覺。

呼吸節奏：

開始進入吸氣四拍、吐氣四拍的節奏。

動作流動

*1*手掌推地，頭胸腹離地，同時向一邊轉 ▶ *2*頭胸腹回地 ▶ *3*雙腿離地 ▶ *4*雙腿回地 ▶ *5*手掌推地，頭胸腹離地，同時換邊轉 ▶ *6*頭胸腹回地 ▶ *7*雙腿離地 ▶ *8*雙腿回地

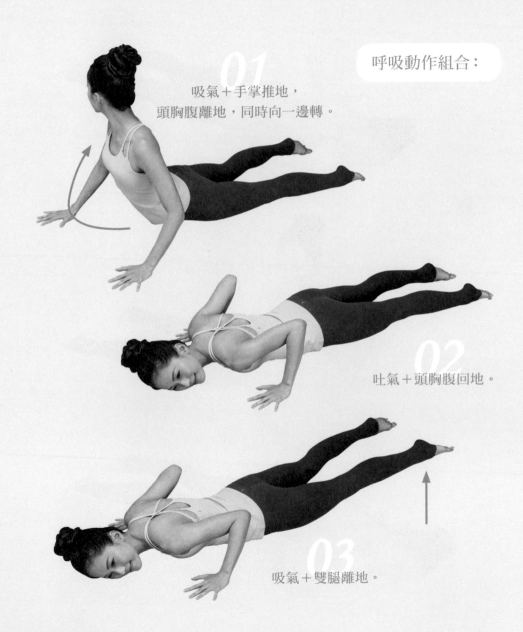

呼吸動作組合：

01

吸氣＋手掌推地，
頭胸腹離地，同時向一邊轉。

02

吐氣＋頭胸腹回地。

03

吸氣＋雙腿離地。

04

吐氣＋雙腿回地。

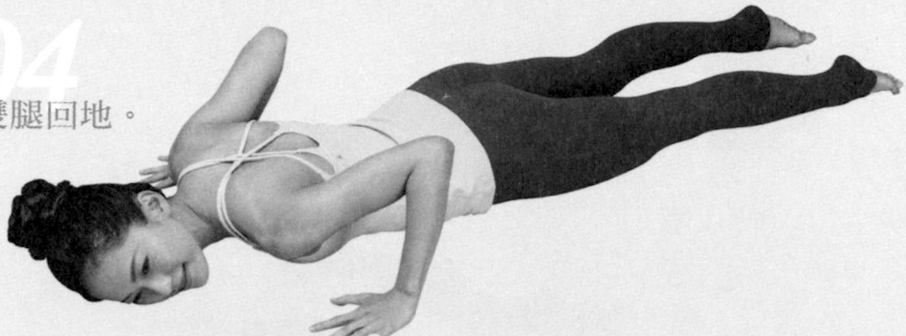

05

吸氣＋手掌推地，
頭胸腹離地，同時換邊轉。

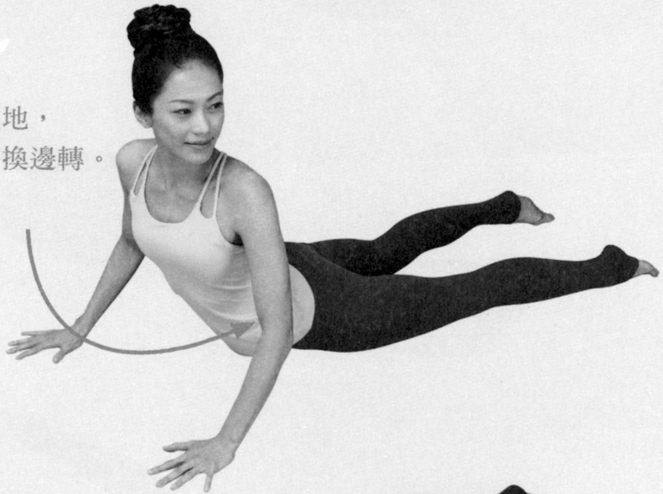

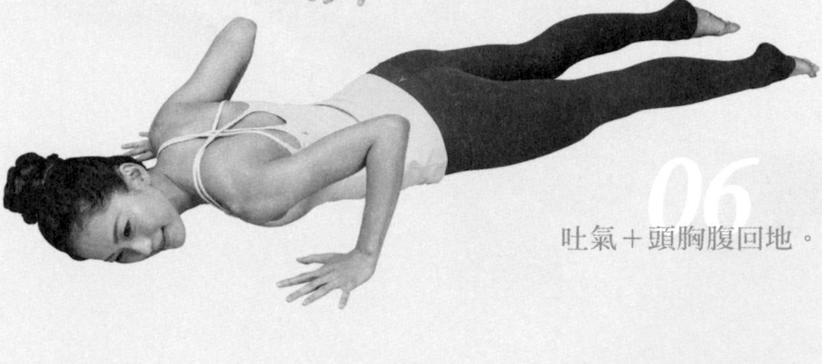

06

吐氣＋頭胸腹回地。

07

吸氣＋雙腿離地。

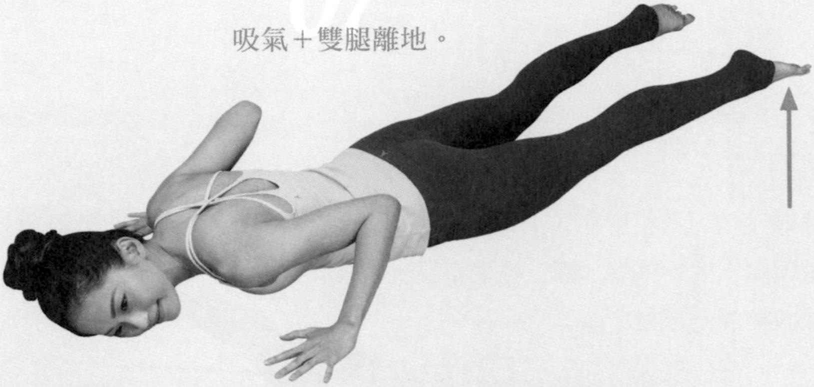

08

吐氣＋雙腿回地。

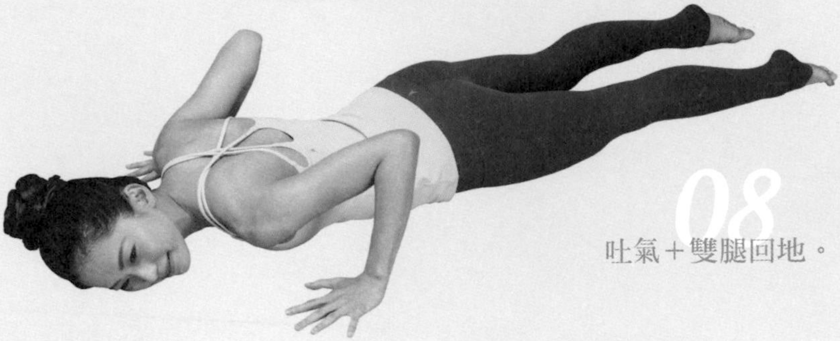

動作音樂組合

重複數次後，最後回到趴姿靜止、觀察呼吸和身體。

| C 組合 |

動作預備：

臉頰貼地，雙手臂往頭頂方向延長，雙腿伸直，雙腿寬度可比骨盆寬，呈現微「大」字型，感受整個身體前側和地面接觸的感覺。

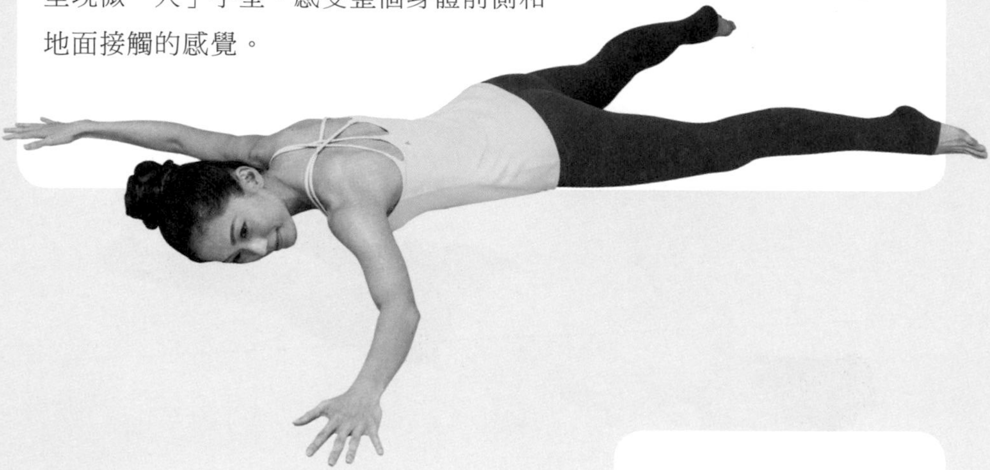

呼吸節奏：

開始進入吸氣四拍、吐氣四拍的節奏。

動作流動

*1*手臂、頭胸、雙腿同時離地 ▶ *2*手臂、頭胸、雙腿同時回地 ▶ *3*手臂、頭胸、雙腿離地，同時手臂、雙腿靠攏 ▶ *4*手臂、頭胸、雙腿回地後，手臂、雙腿分開

呼吸動作組合：

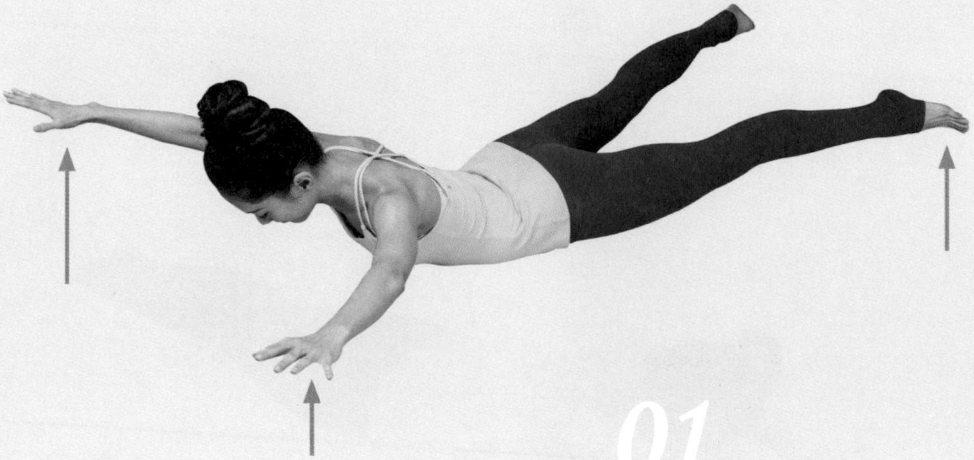

01

吸氣＋手臂、頭胸、雙腿同時離地。

02

吐氣＋手臂、頭胸、雙腿同時回地。

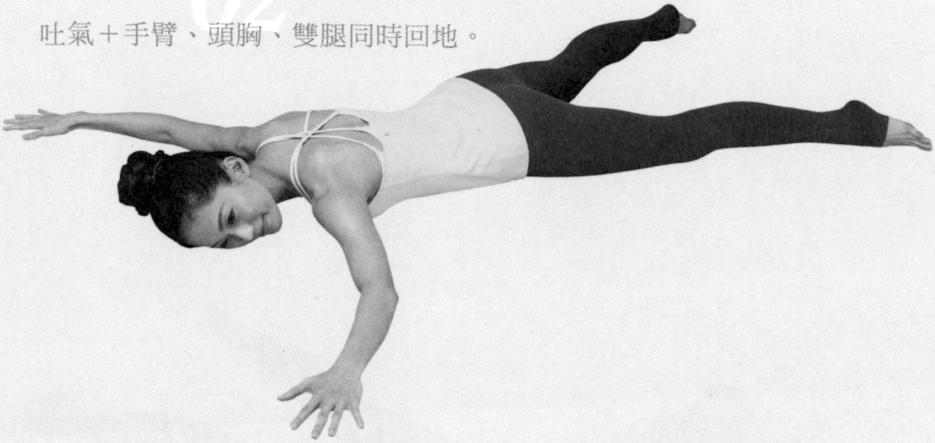

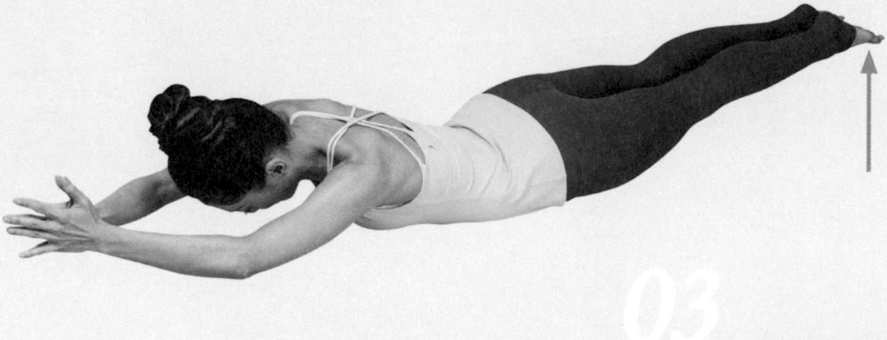

03

吸氣＋手臂、頭胸、雙腿離地，
同時手臂、雙腿靠攏。

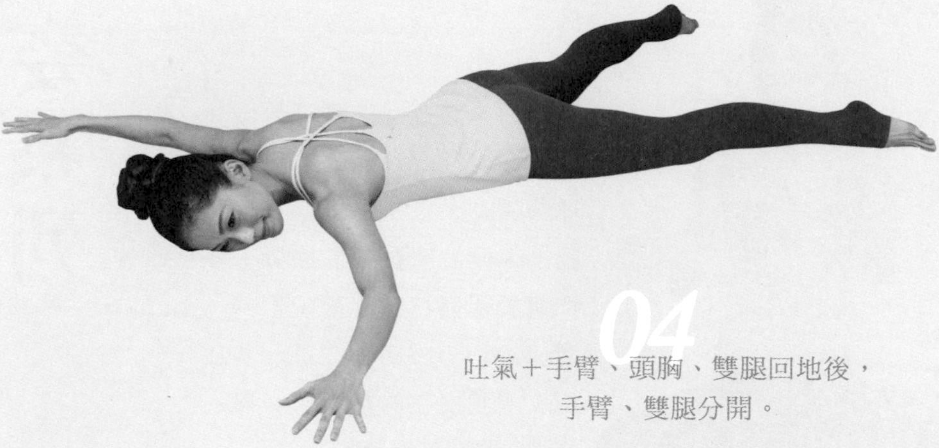

04

吐氣＋手臂、頭胸、雙腿回地後，
手臂、雙腿分開。

重複數次後，最後回到趴姿靜止、觀察呼吸和身體。

動作音樂組合

notice

·瑜伽療癒師小提醒·

俯臥姿組合以身體正面穩定支撐為主，因此與仰躺姿組合所需的支撐平面一樣需要平坦穩定。臉頰貼地的位置也可以依據當下練習狀況，轉換成額頭貼地或下巴貼地。

坐姿系列

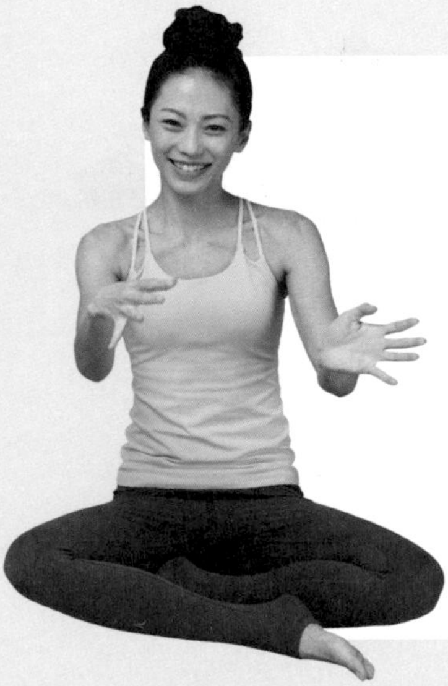

身心預備：

開始前，請花個三到五分鐘，活動你自己的呼吸和身體。這裡的活動，就是自由自在的活動，你愛怎麼動就怎麼動，不拘泥於任何特定姿勢或形式。透過這一小段活動，進一步確認：「我現在的呼吸、身體、精神、思緒等整體狀態。」

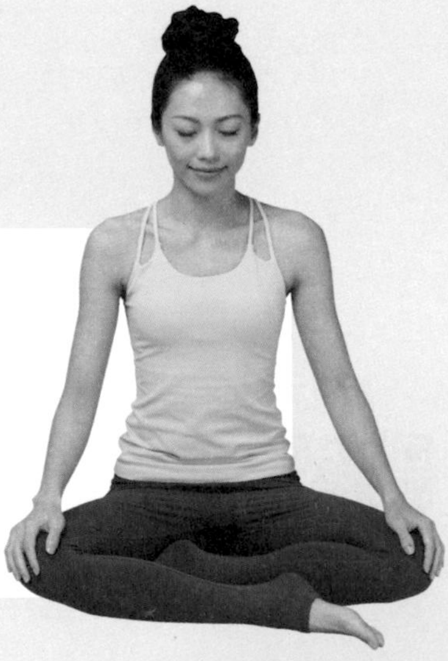

呼吸預備：

透過上一章節裡（34-35頁）提到的任一呼吸覺知練習方式，先找到自己現在吸氣和吐氣的感覺，再找到屬於自己現在的呼吸模式。

| A 組合 |

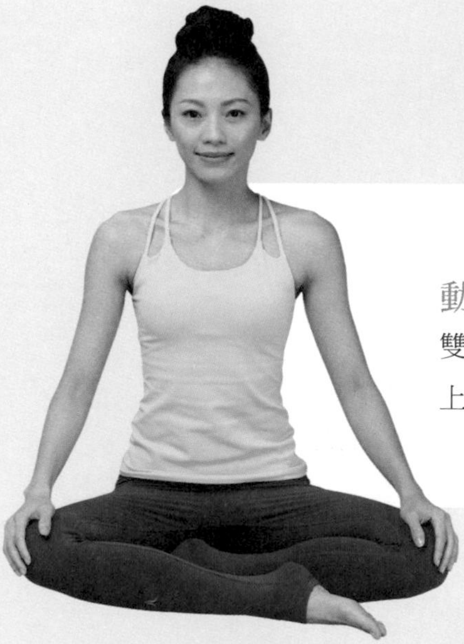

動作預備：

雙腿自然彎曲盤起，感受從臀部一路往上至頭頂的延伸感。

呼吸節奏：

開始進入吸氣四拍、吐氣四拍的節奏。

動作流動

*1*胸腹往前打開 ▶ *2*背部往後打開 ▶ *3*胸腹往前打開，雙手臂往前往上抬起 ▶ *4*背部往後打開，雙手臂往前往下放下

呼吸動作組合：

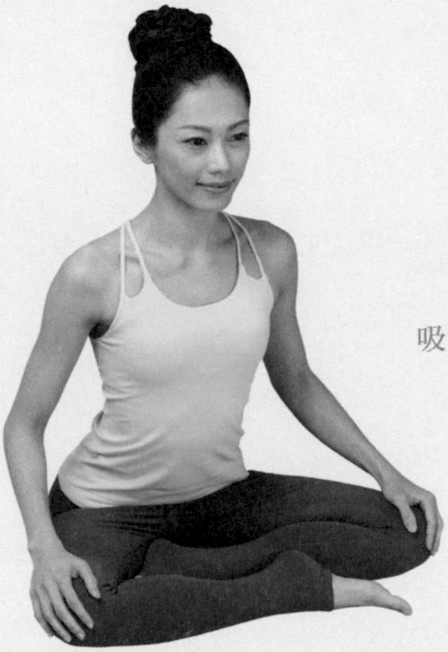

01

吸氣＋胸腹往前打開。

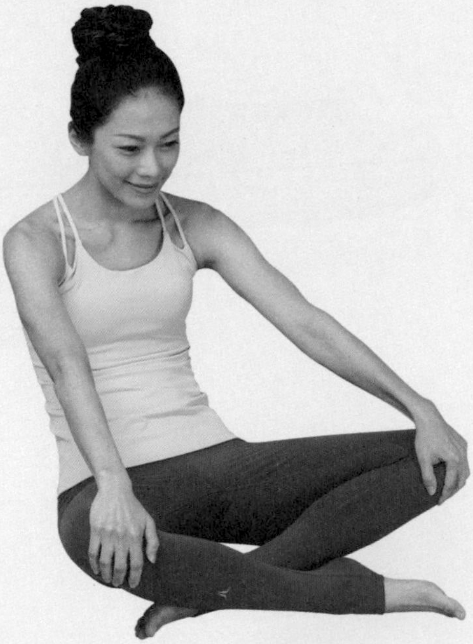

02

吐氣＋背部往後打開。

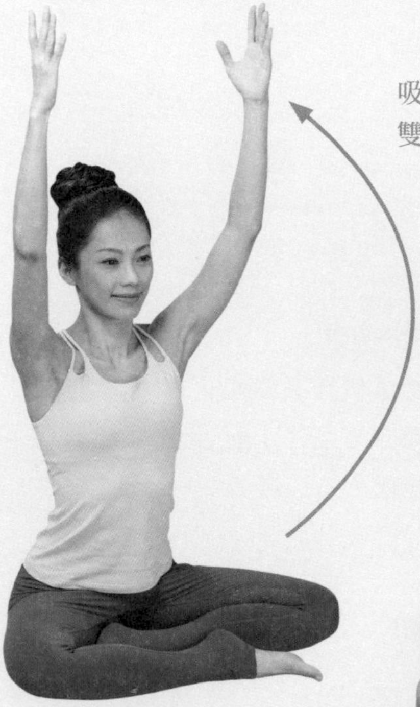

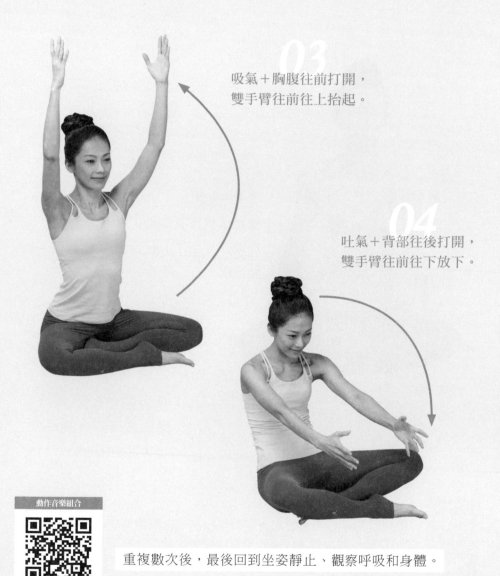

03

吸氣＋胸腹往前打開，
雙手臂往前往上抬起。

04

吐氣＋背部往後打開，
雙手臂往前往下放下。

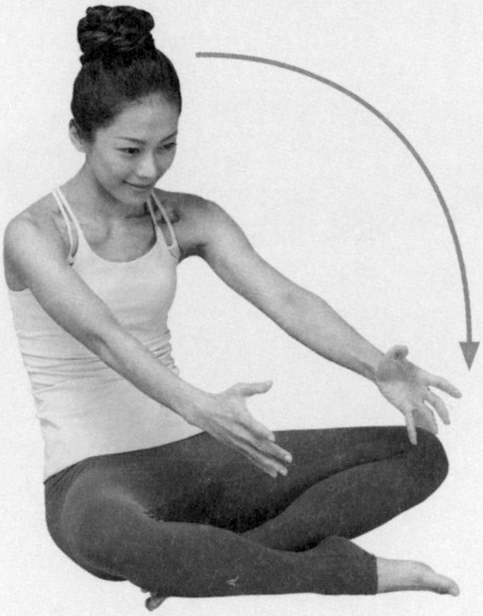

動作音樂組合

重複數次後，最後回到坐姿靜止、觀察呼吸和身體。

B 組合

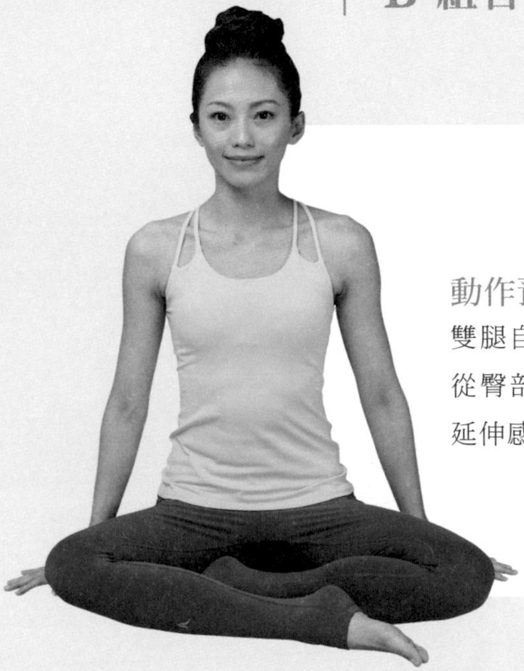

動作預備：
雙腿自然彎曲盤起，感受從臀部一路往上至頭頂的延伸感。

呼吸節奏：
開始進入吸氣四拍、吐氣四拍的節奏。

動作流動

*1*雙手臂往左右兩側抬起 ▶ *2*軀幹和單手往側邊彎 ▶ *3*軀幹回正，雙手臂回左右兩側 ▶ *4*軀幹和單手換邊側彎 ▶ *5*軀幹回正，雙手臂回左右兩側 ▶ *6*雙手臂回到身體兩側

呼吸動作組合：

01

吸氣＋雙手臂往左右兩側抬起。

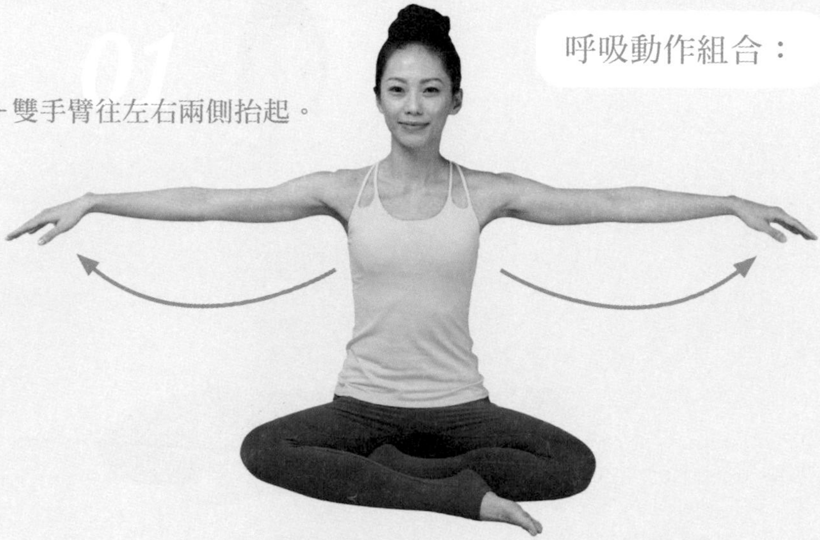

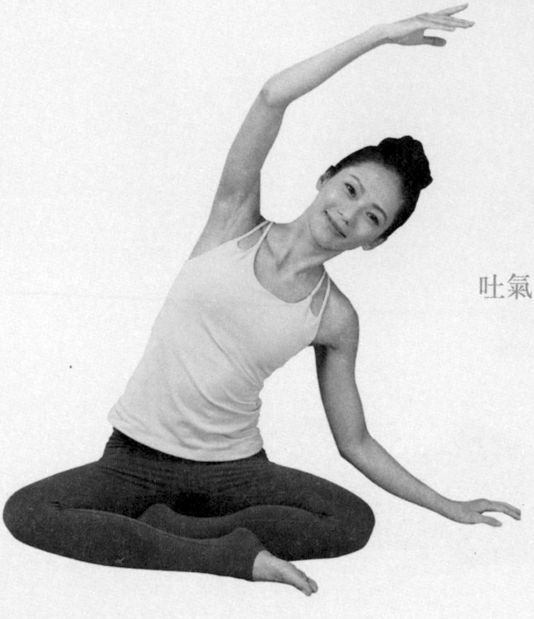

02

吐氣＋軀幹和單手往側邊彎。

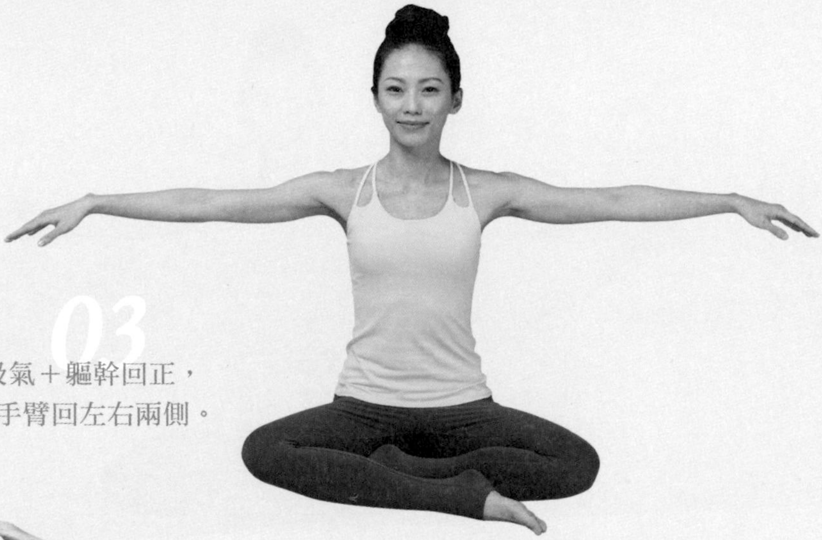

03

吸氣＋軀幹回正，
雙手臂回左右兩側。

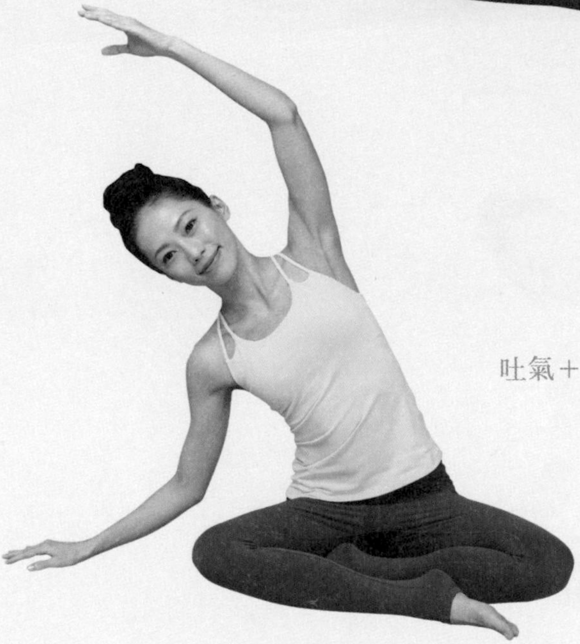

04

吐氣＋軀幹和單手換邊側彎。

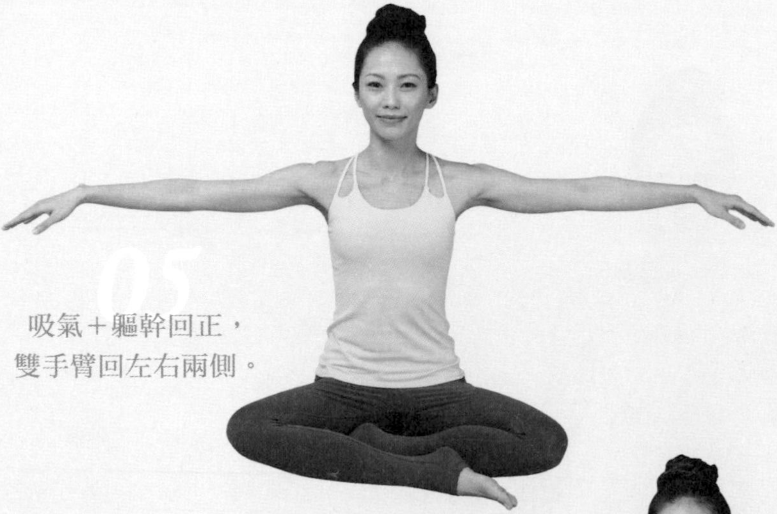

05

吸氣＋軀幹回正，
雙手臂回左右兩側。

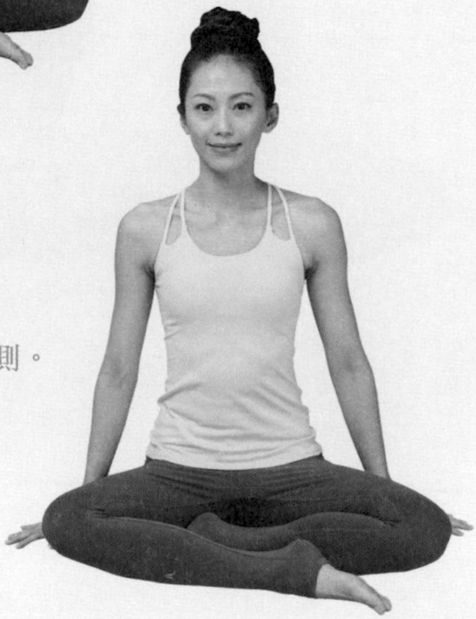

06

吐氣＋雙手臂回到身體兩側。

動作音樂組合

重複數次後，最後回到坐姿靜止、觀察呼吸和身體。

| C 組合 |

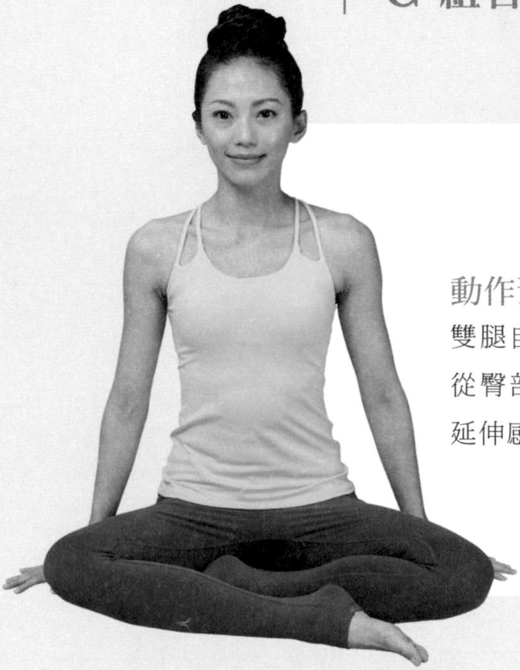

動作預備：
雙腿自然彎曲盤起，感受從臀部一路往上至頭頂的延伸感。

呼吸節奏：
開始進入吸氣四拍、吐氣四拍的節奏。

動作流動

*1*雙手臂往左右兩側抬起 ▶ *2*驅幹往側邊轉，同時雙手臂自然落在身體前後 ▶ *3*驅幹回正，雙手臂回左右兩側 ▶ *4*驅幹換邊轉，同時雙手臂自然落在身體前後 ▶ *5*驅幹回正，雙手臂回左右兩側 ▶ *6*雙手臂回到身體兩側

呼吸動作組合：

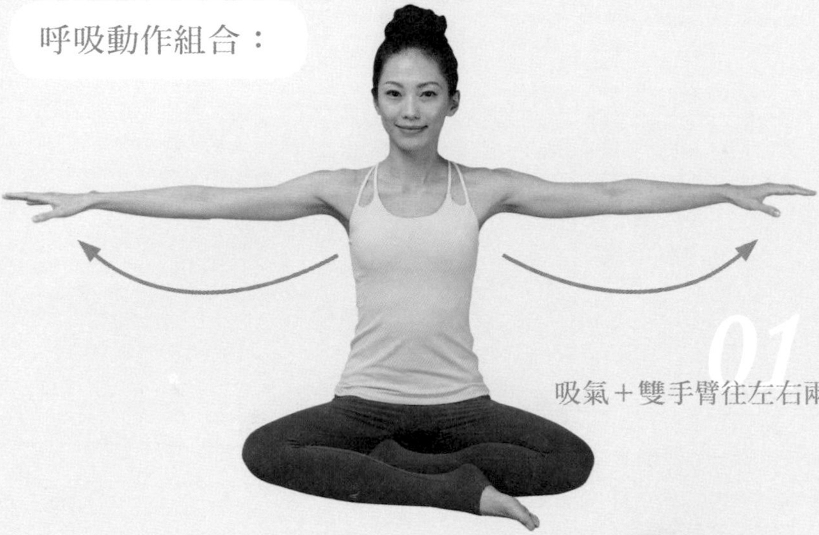

01

吸氣＋雙手臂往左右兩側抬起。

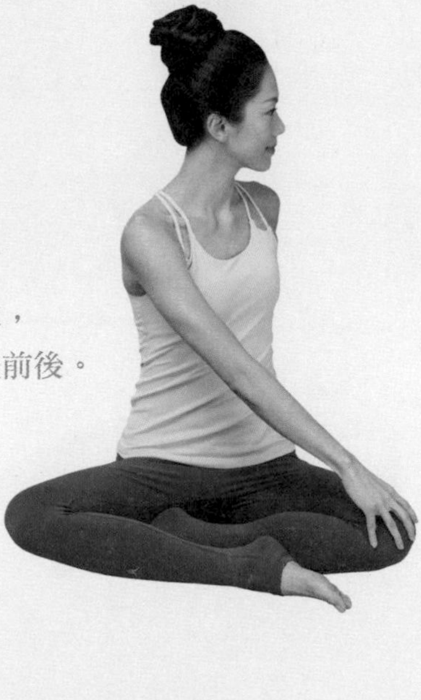

02

吐氣＋軀幹往側邊轉，
同時雙手臂自然落在身體前後。

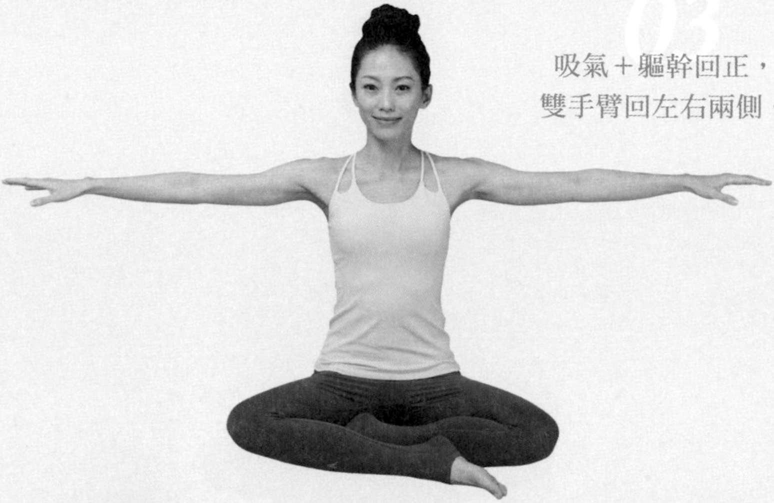

03

吸氣＋軀幹回正，
雙手臂回左右兩側。

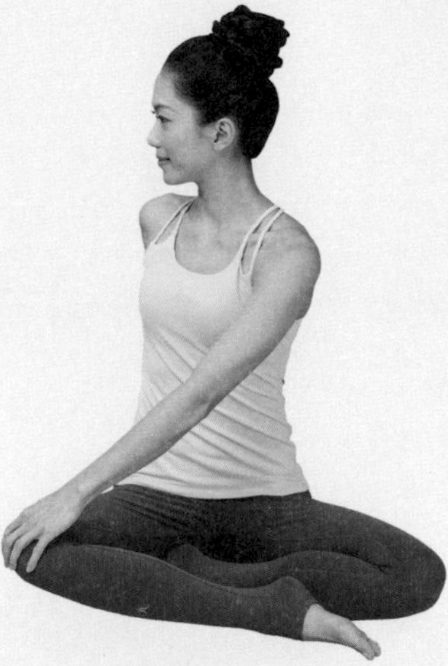

04

吐氣＋軀幹換邊轉，
同時雙手臂自然落在身體前後。

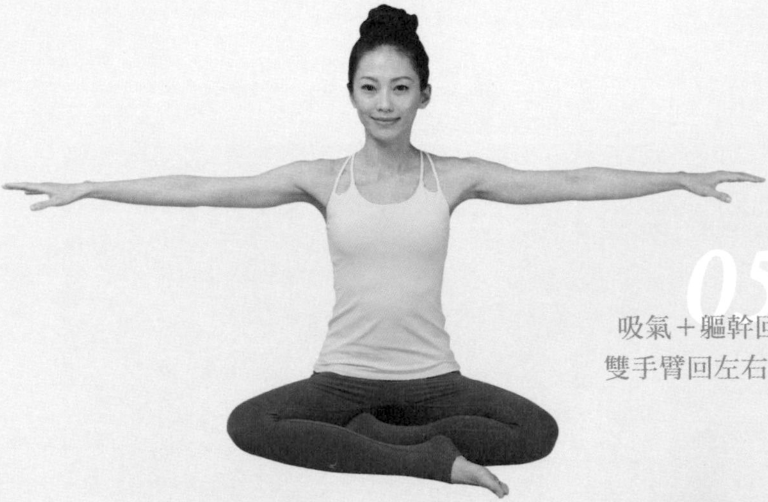

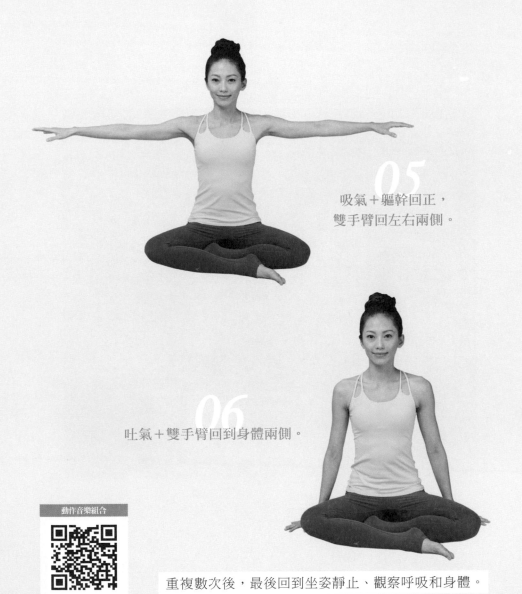

05

吸氣＋軀幹回正，
雙手臂回左右兩側。

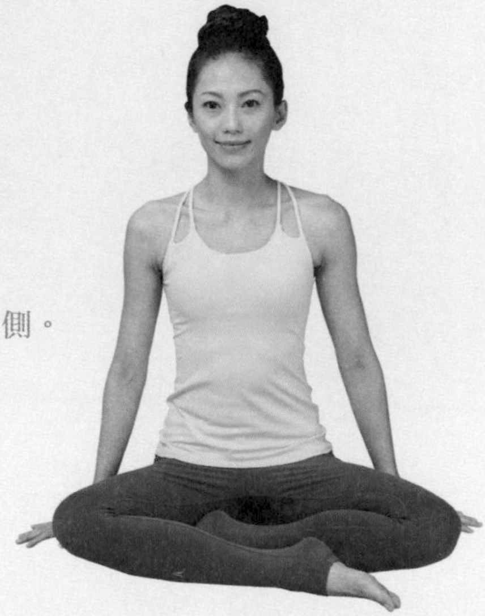

06

吐氣＋雙手臂回到身體兩側。

動作音樂組合

重複數次後，最後回到坐姿靜止、觀察呼吸和身體。

notice

・瑜伽療癒師小提醒・

坐姿組合以臀部坐穩、上半身拉長挺直為主，因此在坐穩前提下，才進行動作，若進行一半發現自己不穩定，可以留意是否動作過大或過快，或者呼吸和動作流動並沒有同步。另外，若直接坐在地面上，下半身感到有壓迫，或者上半身無法直立挺起，可以選擇坐在椅墊，甚至坐在椅子上。

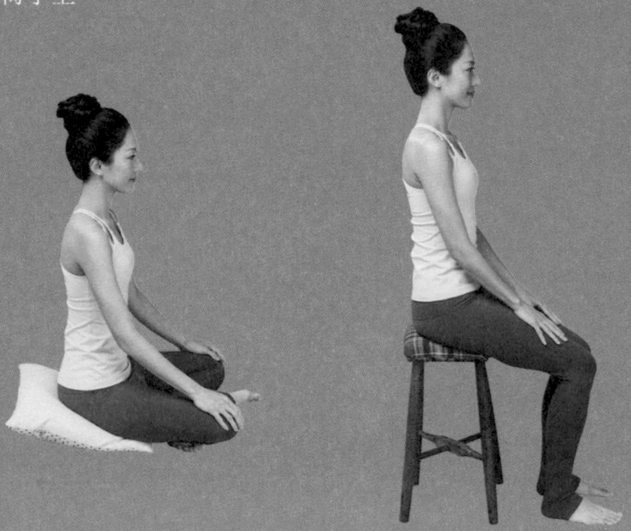

嘗試寫下練習心得…

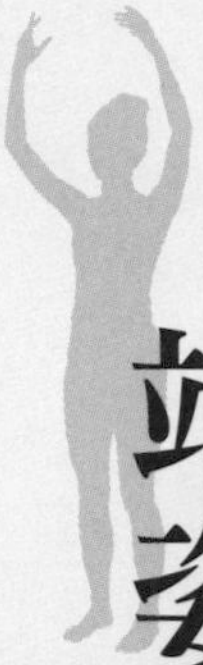

站姿系列

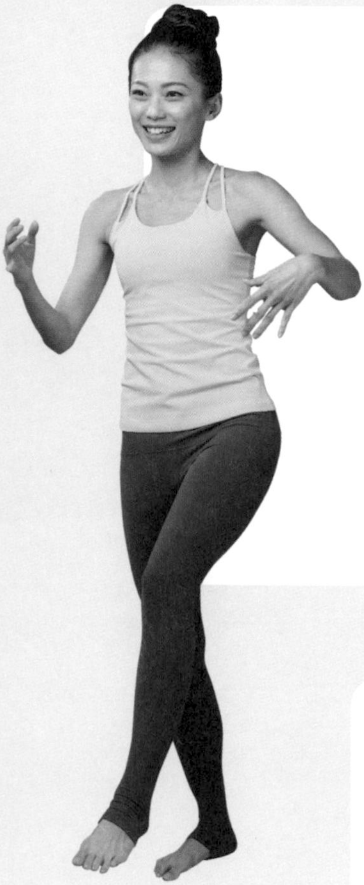

身心預備：

開始前，請花個三到五分鐘，活動你自己的呼吸和身體。這裡的活動，就是自由自在的活動，你愛怎麼動就怎麼動，不拘泥於任何特定姿勢或形式。透過這一小段活動，進一步確認：「我現在的呼吸、身體、精神、思緒等整體狀態。」

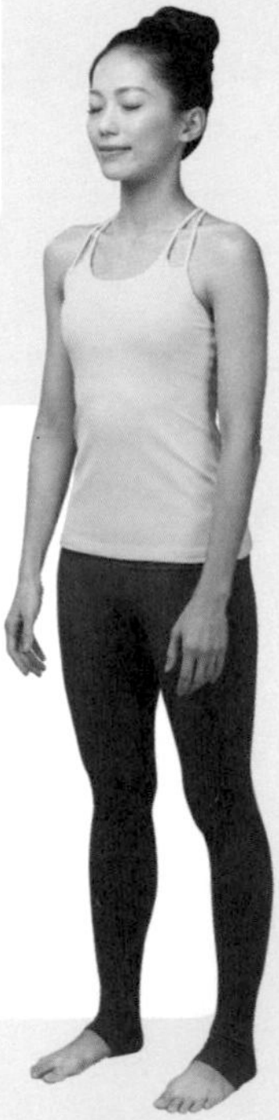

呼吸預備：

透過上一章節裡（34-35頁）提到的任一呼吸覺知練習方式，先找到自己現在吸氣和吐氣的感覺，再找到屬於自己現在的呼吸模式。

A 組合

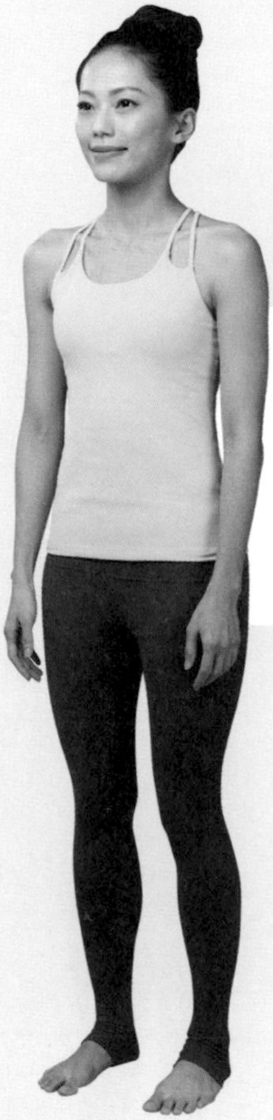

動作預備：

雙腿打開大約與骨盆同寬，膝蓋腳趾朝前方，腳底貼地站穩，感受從腳底一路往上，整條腿的紮地感。

呼吸節奏：

開始進入吸氣四拍、吐氣四拍的節奏。

動作流動

*1*雙手臂往前往上抬起 ▶ *2*軀幹、雙手臂往前蓋 ▶ *3*手扶大腿，軀幹拉長 ▶ *4*膝蓋彎曲蹲

呼吸動作組合：

01

吸氣＋雙手往前往上抬起。

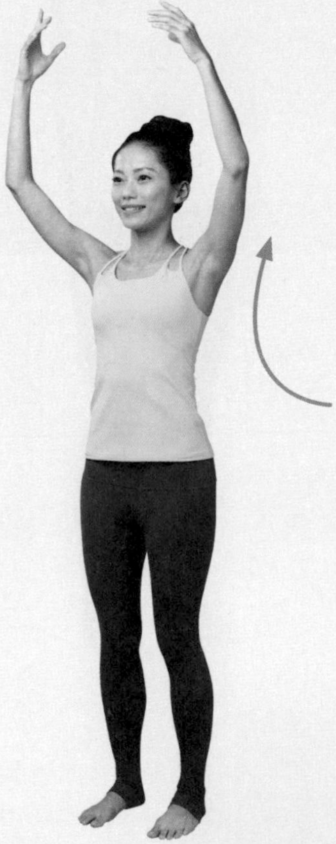

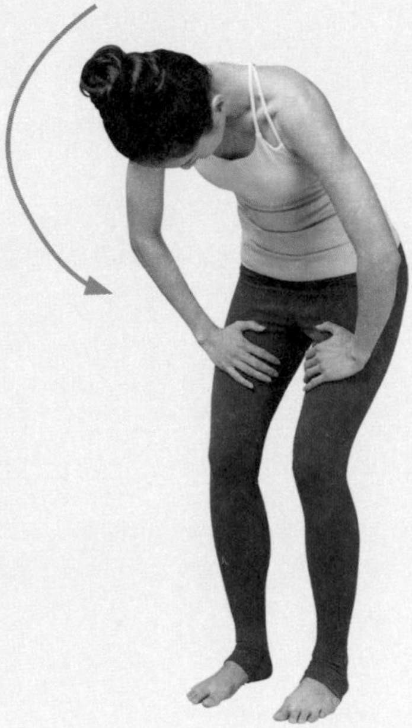

02

吐氣＋軀幹、雙手臂往前蓋。

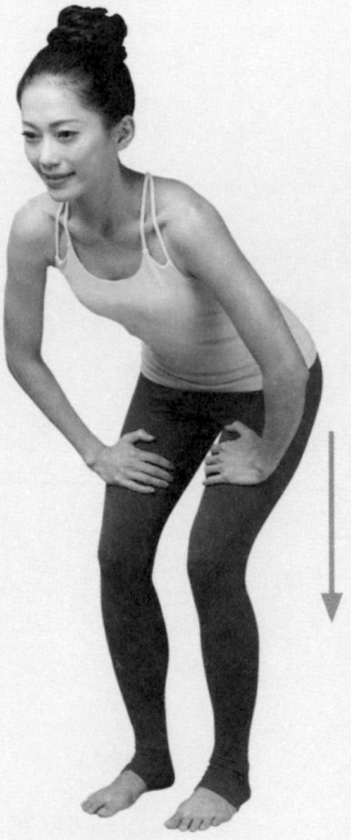

03

吸氣＋手扶大腿，軀幹拉長。

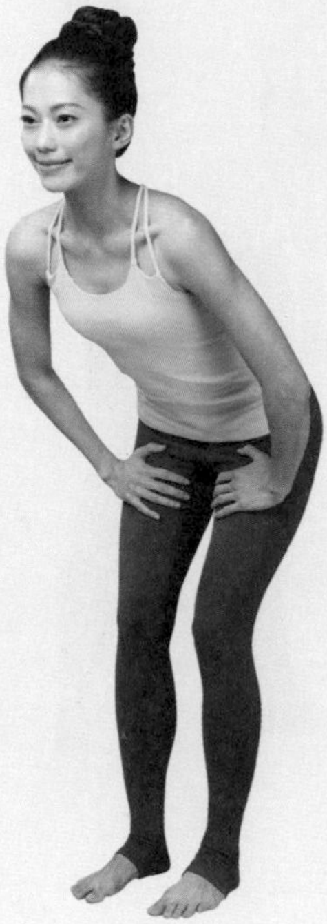

04

吐氣＋膝蓋彎曲蹲。

動作音樂組合

重複數次後，最後回到站姿靜止、觀察呼吸和身體。

| B 組合 |

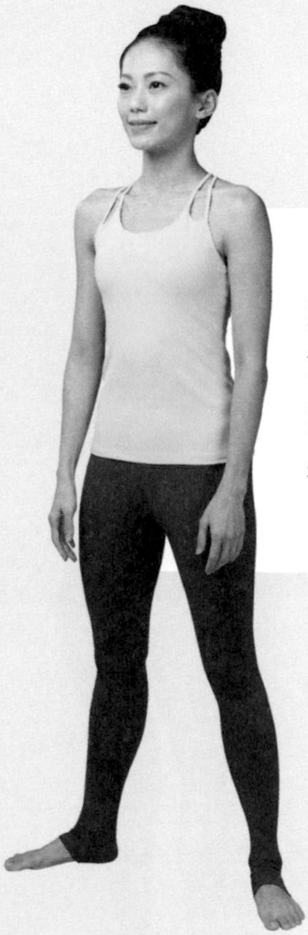

動作預備：

雙腿打開比骨盆寬，讓膝蓋腳趾微朝斜前方，同時也要讓腳底貼地站穩的寬度和角度，感受從腳底一路往上，整條腿的紮地感。

呼吸節奏：

開始進入吸氣四拍、吐氣四拍的節奏。

動作流動

*1*雙手臂往左右兩側抬起 ▶ *2*軀幹往側邊彎 ▶ *3*軀幹回正，雙手臂高舉頭頂 ▶ *4*雙手合十帶回胸前，同時膝蓋彎曲蹲 ▶ *5*雙手臂往左右兩側抬起 ▶ *6*軀幹換邊側彎 ▶ *7*軀幹回正，雙手臂高舉頭頂 ▶ *8*雙手合十帶回胸前，同時膝蓋彎曲蹲

呼吸動作組合：

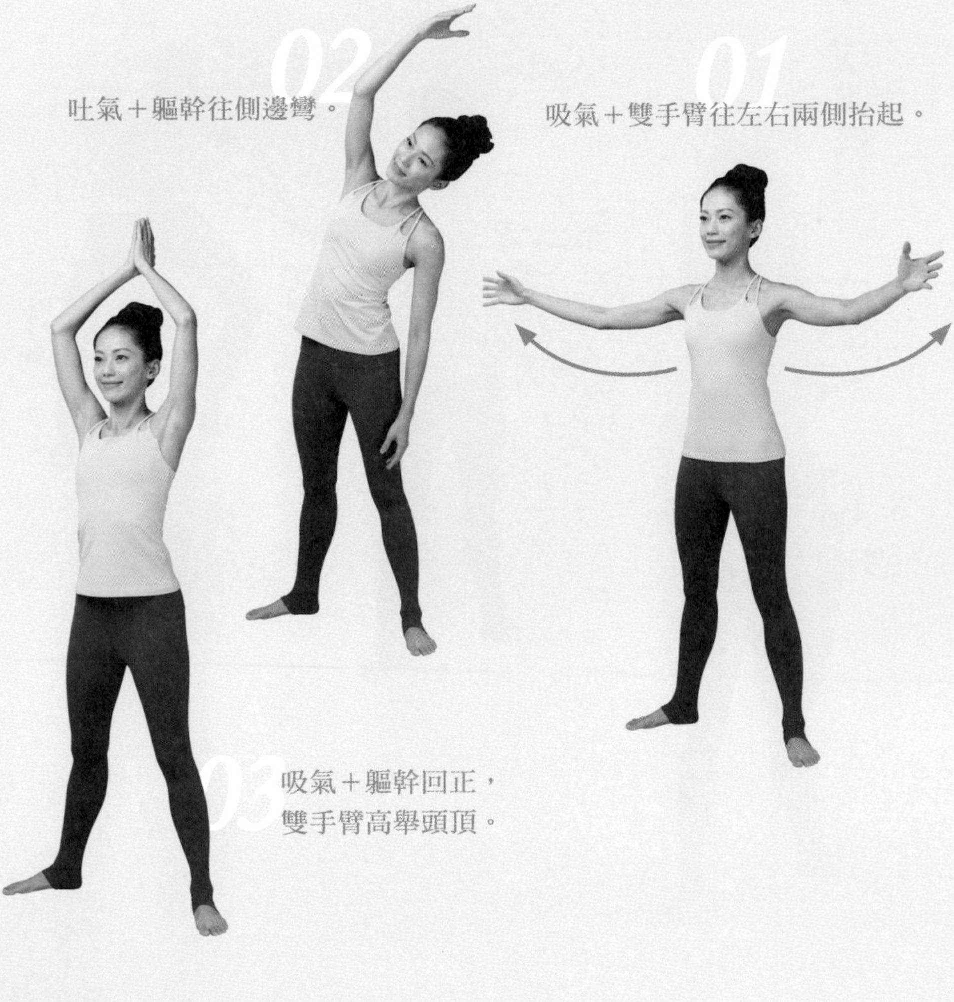

01 吸氣＋雙手臂往左右兩側抬起。

02 吐氣＋軀幹往側邊彎。

03 吸氣＋軀幹回正，
雙手臂高舉頭頂。

04
吐氣＋雙手合十帶回胸前，
同時膝蓋彎曲蹲。

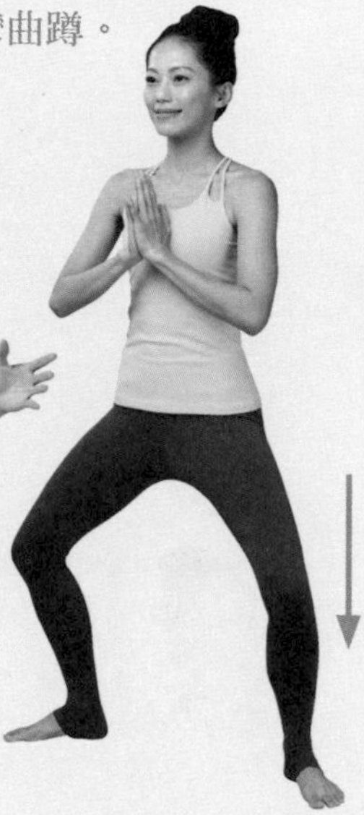

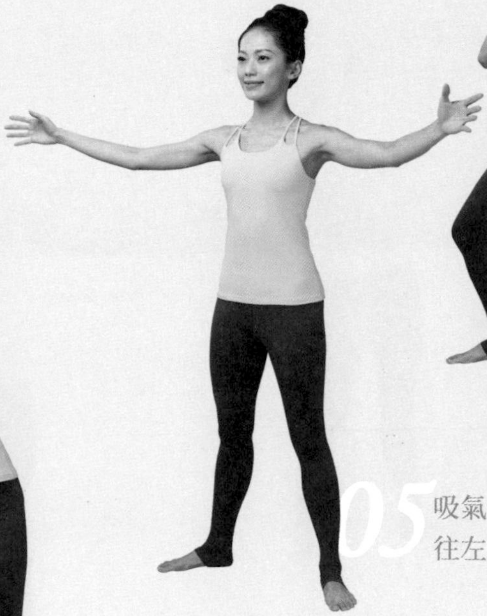

05
吸氣＋雙手臂
往左右兩側抬起。

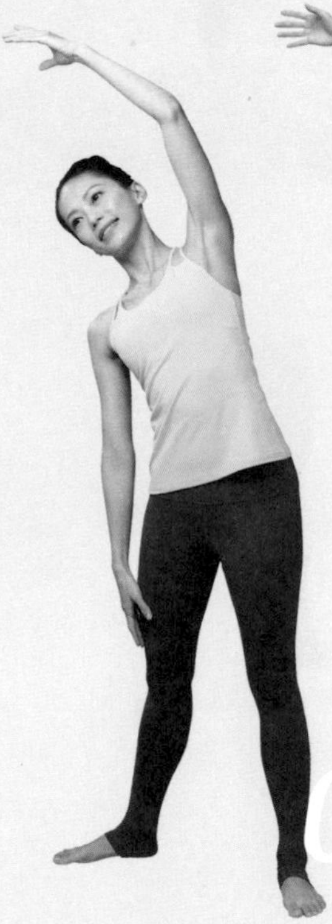

06
吐氣＋軀幹換邊側彎。

07

吸氣＋軀幹回正，
雙手臂高舉頭頂。

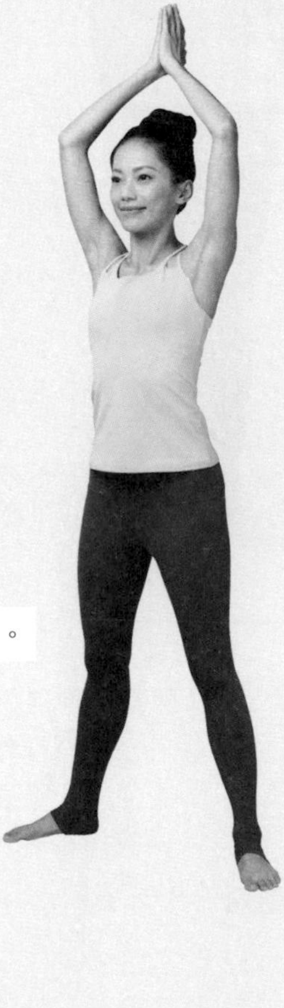

08

吐氣＋雙手合十帶回胸前，
同時膝蓋彎曲蹲。

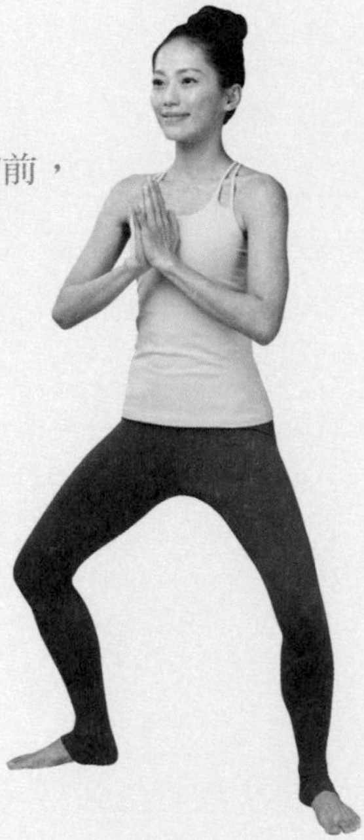

重複數次後，最後回到站姿靜止、觀察呼吸和身體。

動作音樂組合

| C 組合 |

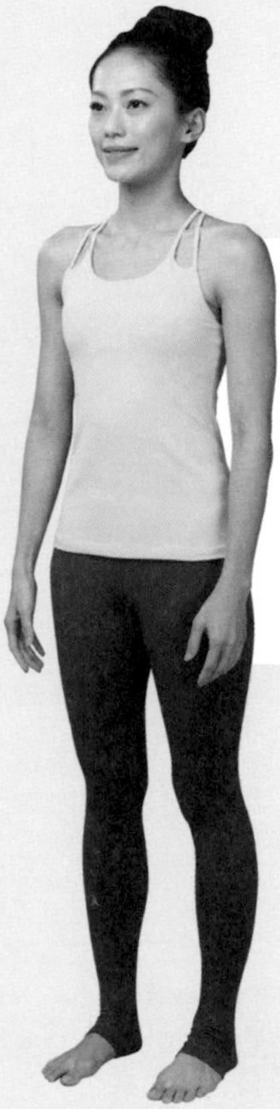

動作預備：

雙腿打開大約與骨盆同寬，讓膝蓋腳趾朝前方，腳底貼地站穩，感受從腳底一路往上，整條腿的紮地感。

呼吸節奏：

開始進入吸氣四拍、吐氣四拍的節奏。

動作流動

*1*身體向一邊旋轉 ▶ *2*身體旋轉回正 ▶ *3*身體換邊旋轉 ▶ *4*身體旋轉回正 ▶ *5*身體向一邊旋轉，同時同側腿屈膝腳離地、手扶在離地腿上 ▶ *6*身體旋轉回正，同時離地腿回地 ▶ *7*身體換邊旋轉，同時同側腿屈膝腳離地、手扶在離地腿上 ▶ *8*身體旋轉回正，同時離地腿回地

呼吸動作組合：

01 吸氣＋身體向一邊旋轉。

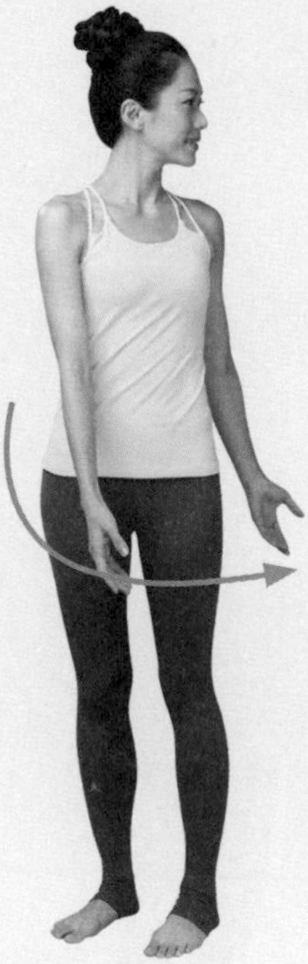

02 吐氣＋身體旋轉回正。

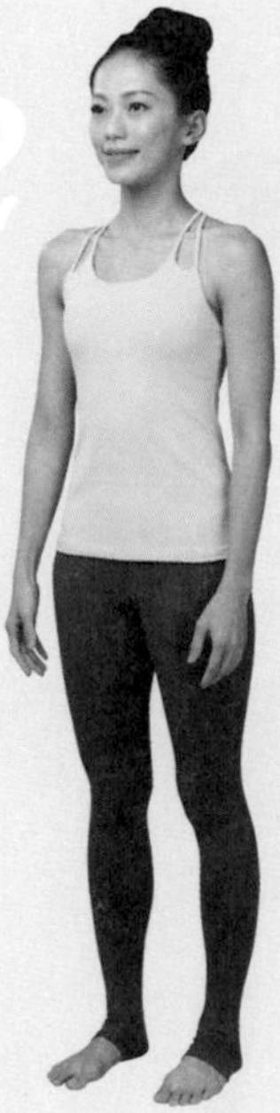

03 吸氣＋身體換邊旋轉。

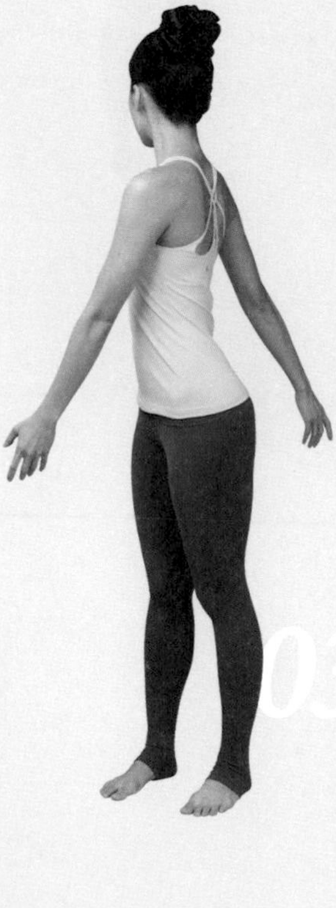

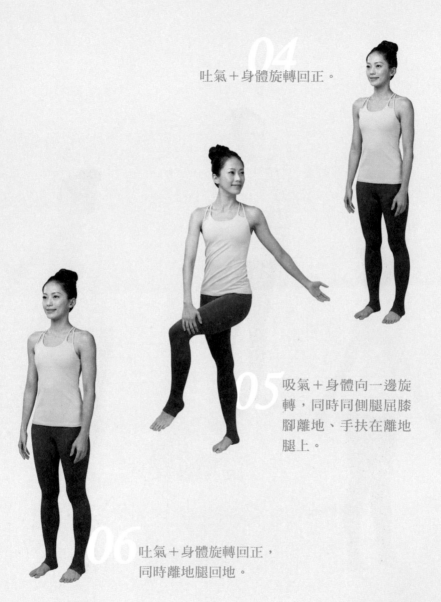

04
吐氣＋身體旋轉回正。

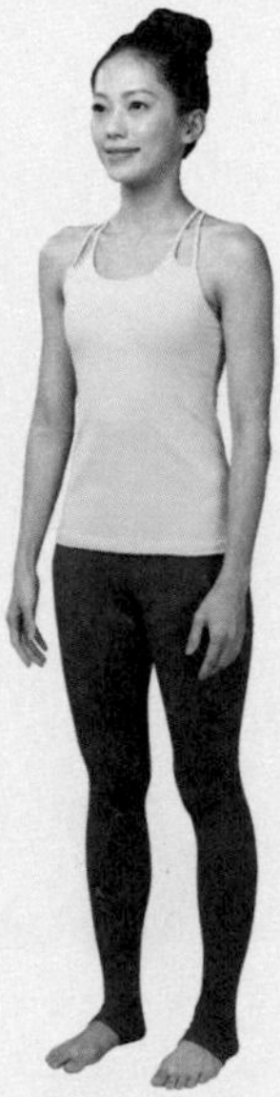

05
吸氣＋身體向一邊旋轉，同時同側腿屈膝腳離地、手扶在離地腿上。

06
吐氣＋身體旋轉回正，同時離地腿回地。

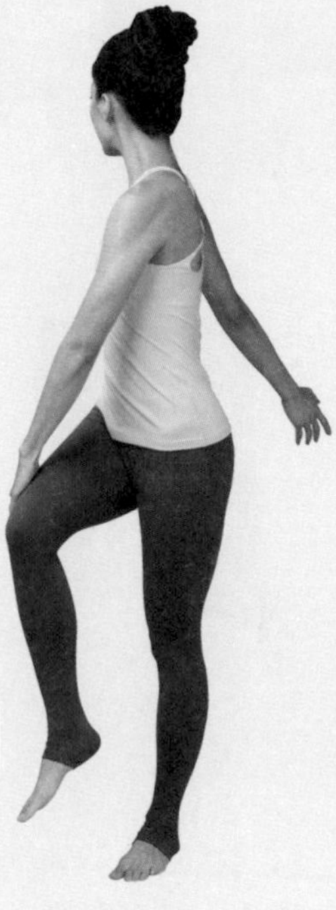

07

吸氣＋身體換邊旋轉，同時同側腿屈膝腳離地、手扶在離地腿上。

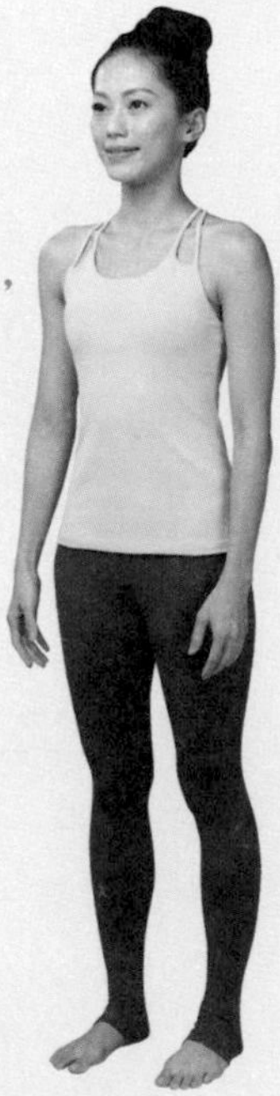

08

吐氣＋身體旋轉回正，同時離地腿回地。

重複數次後，最後回到站姿靜止、觀察呼吸和身體。

notice

·瑜伽療癒師小提醒·

站姿組合以雙腿站立為主，因此在站穩前提下，才進行動作，若進行一半發現自己不穩定，可以留意是否動作過大或過快，或者呼吸和動作流動並沒有同步。另外，注意站立時讓膝蓋些許彎曲保有彈性，不需用力站直。

動作音樂組合

移動系列

坐姿組合

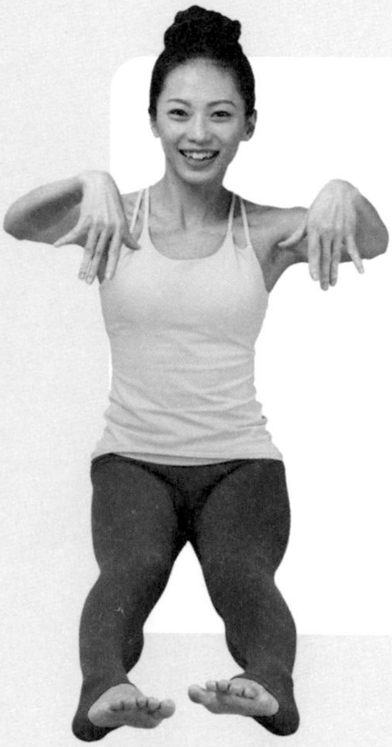

身心預備：

開始前，請花個三到五分鐘，活動你自己的呼吸和身體。這裡的活動，就是自由自在的活動，你愛怎麼動就怎麼動，不拘泥於任何特定姿勢或形式。透過這一小段活動，進一步確認：「我現在的呼吸、身體、精神、思緒等整體狀態。」

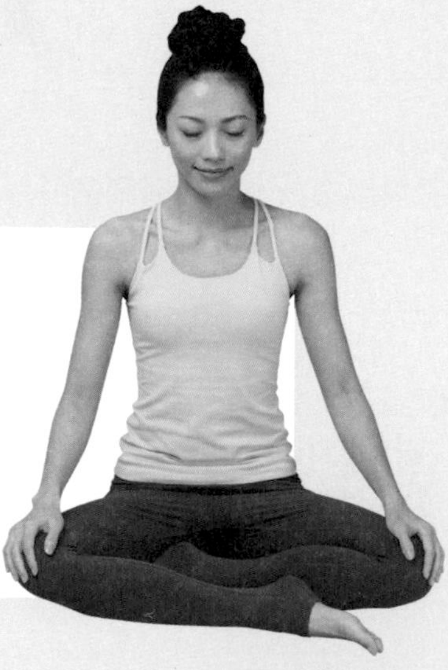

呼吸預備：

透過上一章節裡（34-35頁）提到的任一呼吸覺知練習方式，先找到自己現在吸氣和吐氣的感覺，再找到屬於自己現在的呼吸模式。

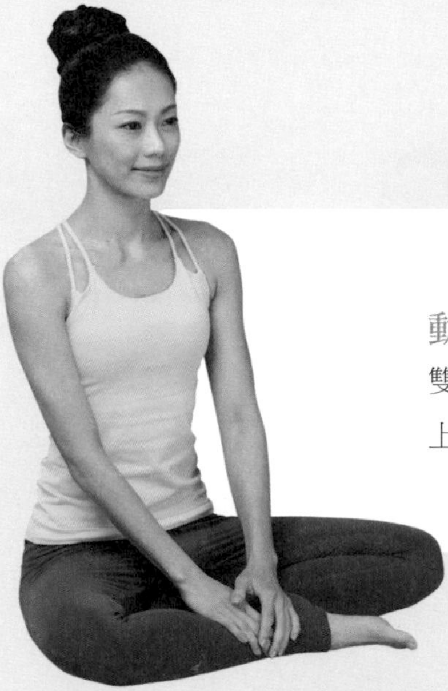

動作預備：
雙腿自然彎曲盤起，感受從臀部一路往上至頭頂的延伸感。

呼吸節奏：
開始進入吸氣四拍、吐氣四拍的節奏。

動作流動

*1*雙手臂往左右打開，同時胸腹往前打開 ▶ *2*雙手臂往中間包，同時背部往後打開 ▶ *3*雙手掌往臀部後方放，同時雙腿彎曲踩地、胸腹往天空打開 ▶ *4*背部往後打開，同時雙手臂離地往前延伸 ▶ *5*雙腿伸直，同時雙手臂、軀幹往天空延伸 ▶ *6*雙手臂、軀幹往雙腿方向落下 ▶ *7*雙手臂、軀幹抬起 ▶ *8*雙腿彎曲盤起，同時雙手回到自然位置

呼吸動作組合：

01

吸氣＋雙手臂往左右打開，
同時胸腹往前打開。

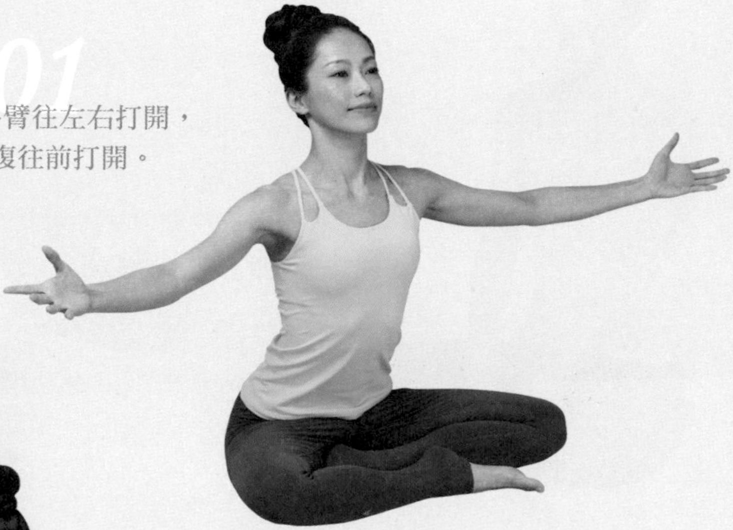

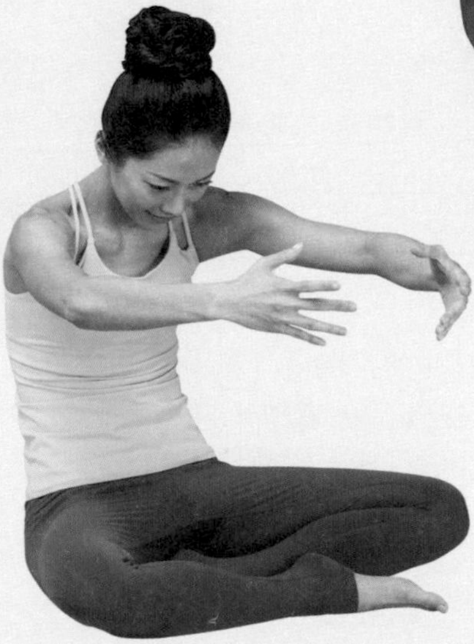

02

吐氣＋雙手臂往中間包，
同時背部往後打開。

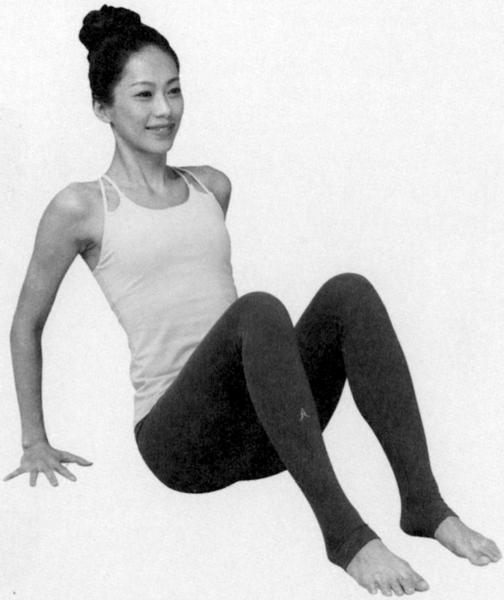

03

吸氣＋雙手掌往臀部後方放，
同時雙腿彎曲踩地、
胸腹往天空打開。

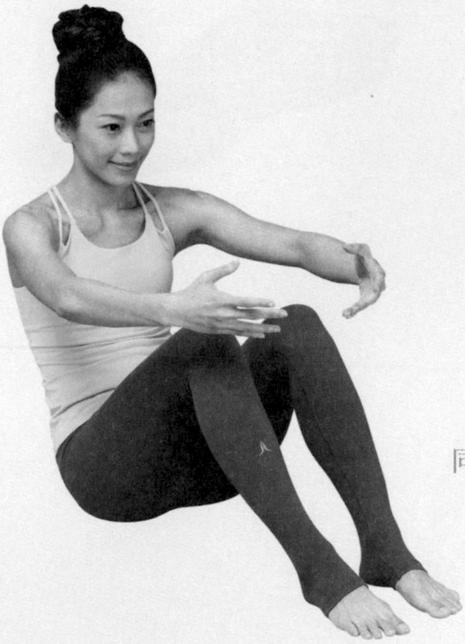

04

吐氣＋背部往後打開，
同時雙手臂離地往前延伸。

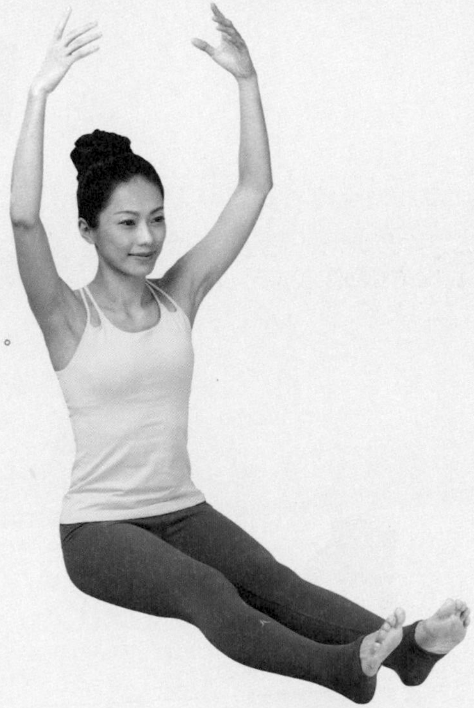

05

吸氣＋雙腿伸直，
同時雙手臂、軀幹往天空延伸。

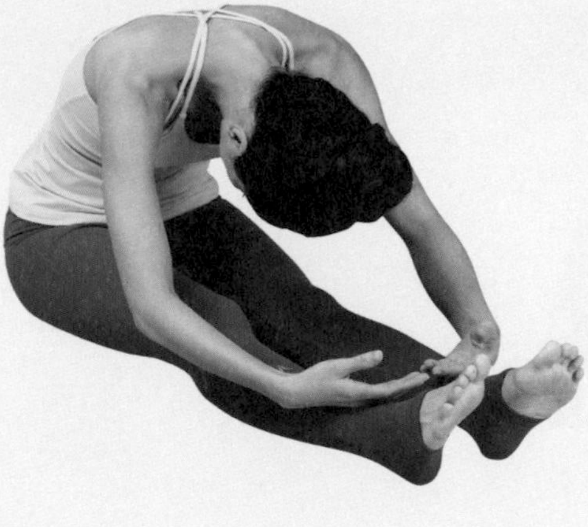

06

吐氣＋雙手臂、軀幹
往雙腿方向落下。

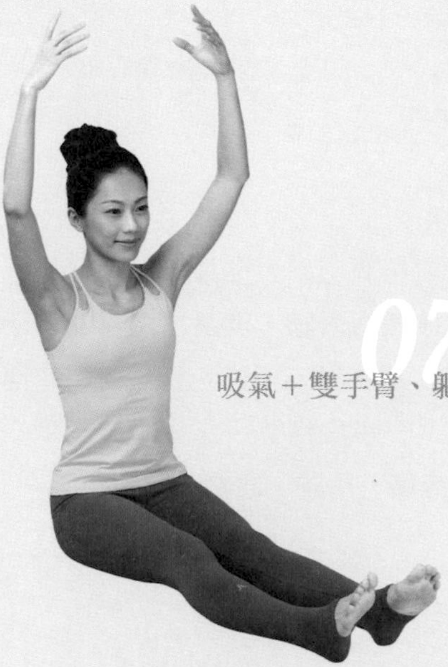

07
吸氣＋雙手臂、軀幹抬起 。

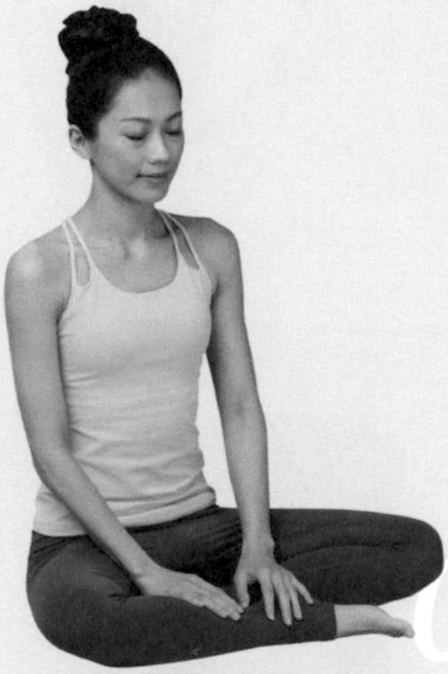

08
吐氣＋雙腿彎曲盤起，
同時雙手回到自然位置。

動作音樂組合

重複數次後，最後回到坐姿靜止、觀察呼吸和身體。

站姿組合

身心預備：

開始前，請花個三到五分鐘，活動你自己的呼吸和身體。這裡的活動，就是自由自在的活動，你愛怎麼動就怎麼動，不拘泥於任何特定姿勢或形式。透過這一小段活動，進一步確認：「我現在的呼吸、身體、精神、思緒等整體狀態。」

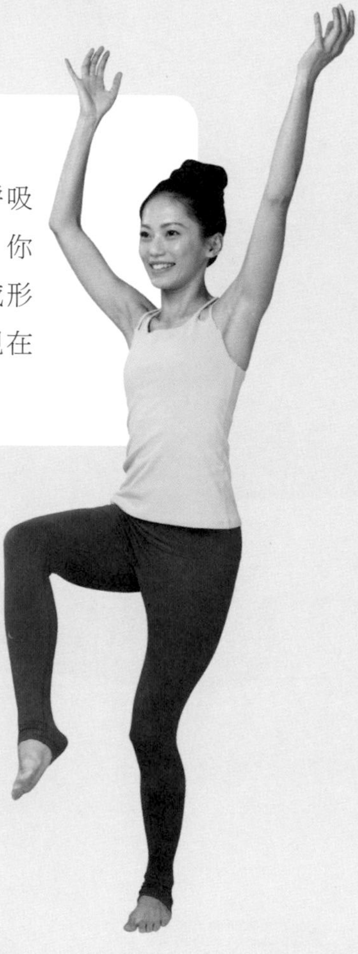

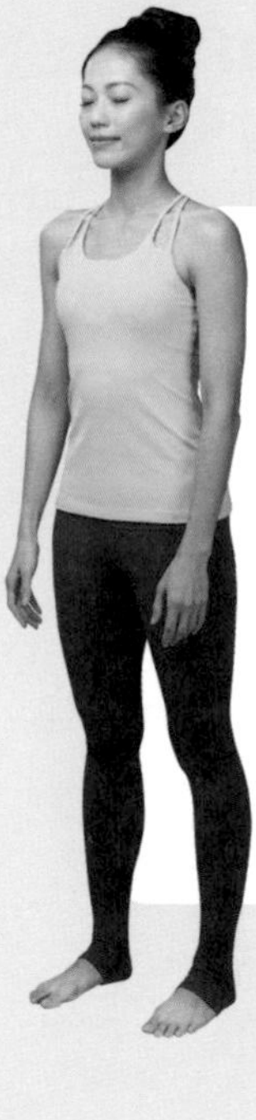

呼吸預備：

透過上一章節裡（34-35頁）提到的任一呼吸覺知練習方式，先找到自己現在吸氣和吐氣的感覺，再找到屬於自己現在的呼吸模式。

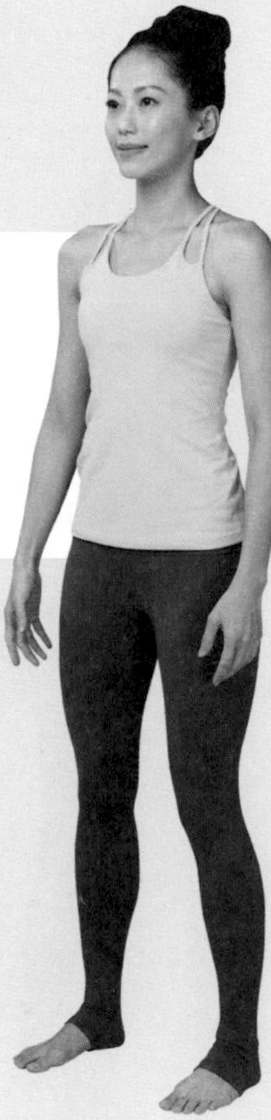

動作預備：

雙腿打開大約與骨盆同寬，膝蓋腳趾朝前方，腳底貼地站穩，感受從腳底一路往上，整條腿的紮地感。

呼吸節奏：

開始進入吸氣四拍、吐氣四拍的節奏。

動作流動

*1*右腿往前跨出踩地，同時雙手臂往前往上抬起 ▶ *2*軀幹往前傾，同時左腿離地 ▶ *3*左腿踩回地面，雙手臂、軀幹立起 ▶ *4*雙手臂左右劃開叉腰，同時打開胸腹 ▶ *5*軀幹立起 ▶ *6*軀幹前傾 ▶ *7*軀幹立起 ▶ *8*左腿往前踩回右腿旁邊，同時雙手臂下放 ▶ *9*換邊左腿開始

呼吸動作組合：

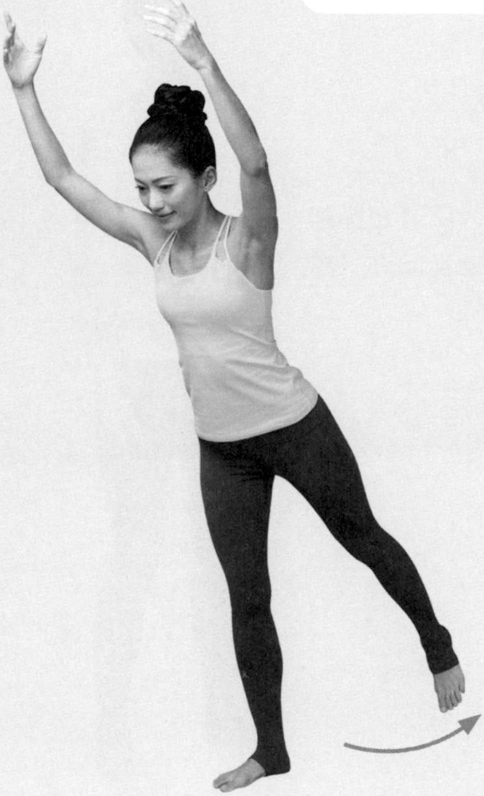

02

吐氣＋軀幹往前傾，
同時左腿離地。

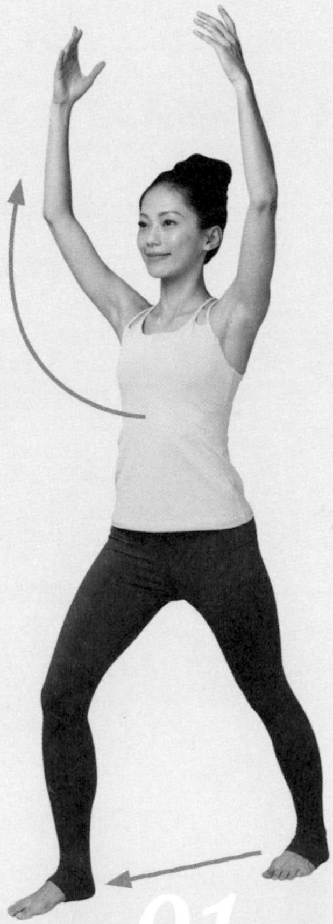

01

吸氣＋右腿往前跨出踩地，
同時雙手臂往前往上抬起。

04

吐氣＋雙手臂左右劃開叉腰，
同時打開胸腹 。

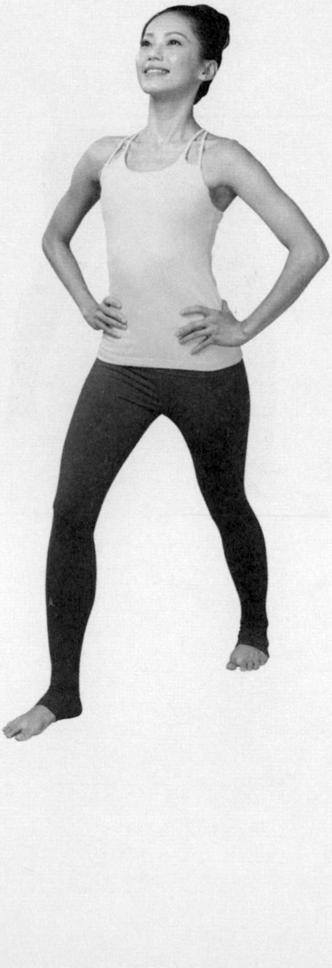

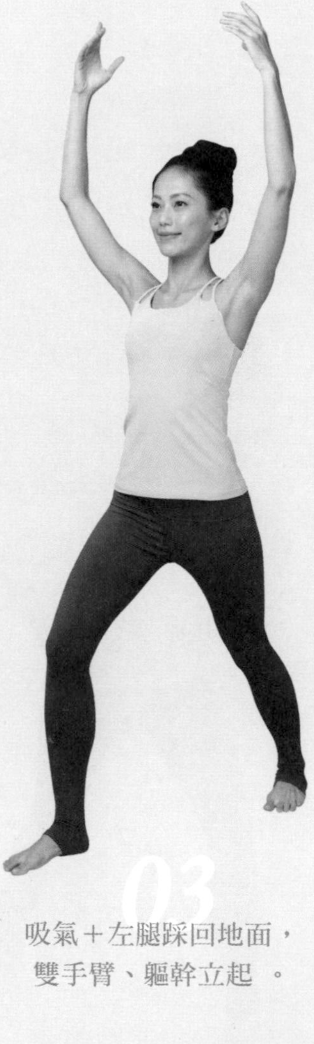

03

吸氣＋左腿踩回地面，
雙手臂、軀幹立起 。

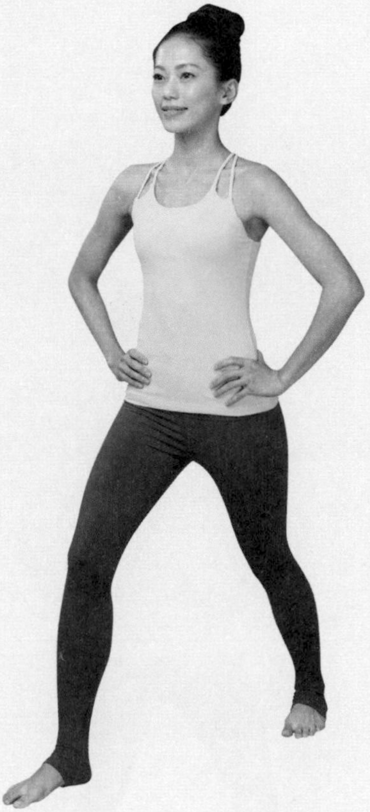

05
吸氣＋軀幹立起。

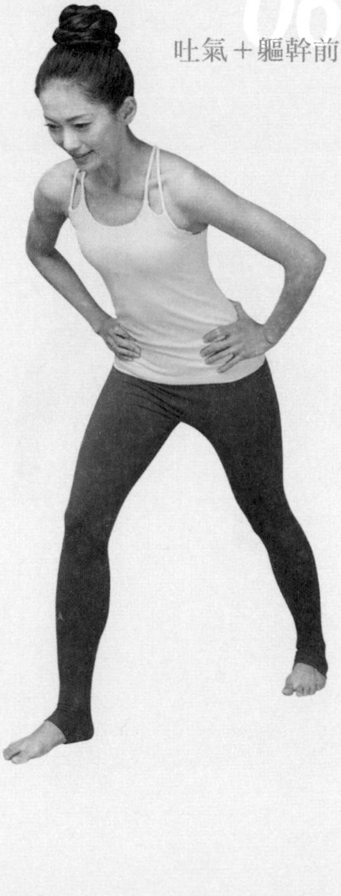

06
吐氣＋軀幹前傾。

07

吸氣＋軀幹立起 。

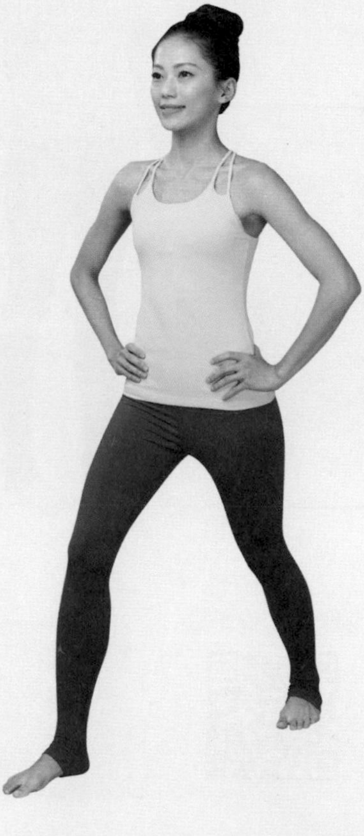

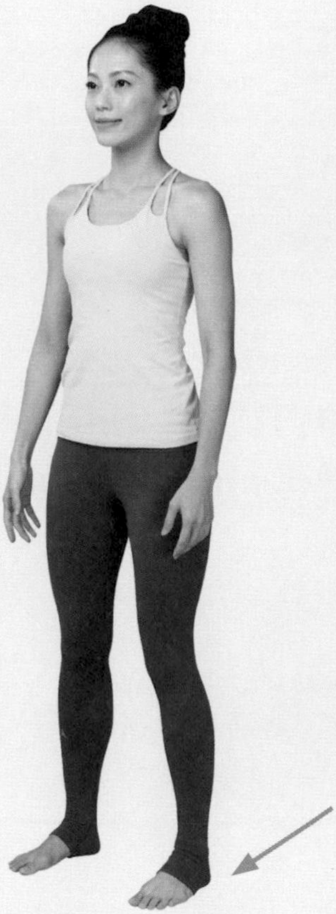

08

吐氣+左腿往前
踩回右腿旁邊，同時雙手臂下放。

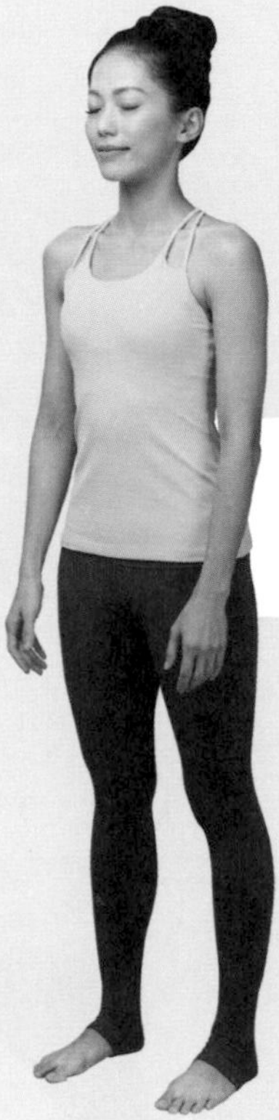

09

換邊左腿開始。

重複數次後，最後回到站姿靜止、觀察呼吸和身體。

動作音樂組合

notice

・瑜伽療癒師小提醒・

移動系列的動作較為多樣且持續變化，請在自我能掌控的身體角度、力度和速度範圍內做練習，動作不需很大或很快，讓四肢和軀幹保持彈性。

嘗試寫下練習心得…

Chapter 3

透過呼吸
重新認識身心與
了解瑜伽療癒

在此篇章裡，我們一同來了解什麼是「瑜伽療癒」，以及其中浴火鳳凰瑜伽療癒（PRYT）系統的八大元素為何，透過這樣的基礎，進而建造自己的「療癒屋」，陪你一步步讓身心逐漸回歸到安穩舒適的狀態。

淺談瑜伽療癒

什麼是瑜伽療癒（Yoga Therapy）？如果從字面上直接去了解，很容易直接被解讀成「可以透過瑜伽治療什麼」，又或者「療癒」看起來像是一套很舒服或可以獲得放鬆的療程。

創立於一九八九年的國際瑜伽療癒師協會（International Association of Yoga Therapist，**簡稱**IAYT）[1]，為現今瑜伽療癒師資格的國際認證單位，對於瑜伽療癒的定義：「瑜伽療癒應用瑜伽教學和實踐瑜伽以賦予個人能力，朝著增進自我健康和福祉進展的一個過程。（Yoga Therapy is the process of empowering individuals to progress toward improved health and wellbeing through the application of the teachings and practices of yoga.）」，在國際上屬於輔助及補充療法。

而我對於瑜伽療癒有更進一步的看法。我認為「療癒」乃是一個過程，透過「瑜伽」的方式，幫助我們在自己生命中的每一個部份度過每個過程，而這「每一個部份」，皆屬於我們身為「人」原本就擁有的部份。

就生理層面而言，我們的身體和呼吸，例如身體的姿勢、身體的活動性、呼吸的功能性等；就心理層面而言，我們的感覺、感受、情緒和思緒，例如身體的感覺（酸、痛、緊、鬆等）、呼吸的感覺（深度、長度、速度、溫度等）、情緒的感受（喜、怒、哀、樂等）、思緒的感受（平靜、擔憂、專心、紛亂等）。

透過瑜伽中的身體動作和呼吸方式，此兩項主要工具幫助我們重新連結起自己的生理及心理，使得我們開始學習，與自己的身體和呼吸進行對話及溝通，並且依據我們所關照到的現象，選擇是否進一步的強化提升能力，亦或弱化減少負荷，透過不斷地調整和改變，往自己理想的生理和心理目標前進，例如身體健康、紓解壓力、健康生活等，擁抱自己想要的人生。

我在二〇一五年九月開啟了我的瑜伽療癒旅程。

很多人問過我，到底我正在學習與分享的瑜伽療癒是什麼？我是這樣解釋的：「我不是物理治療師，只針對『身體』做處理；我不是臨床或諮商心理師，只針對『心理』做諮詢。我是『生活療癒師』，我藉由瑜伽動作和呼吸輔助，提升個人的『身體和呼吸覺知』，同時，透過對話和交流，深入啟動個人的『心理覺知』，最終目的是『激發個人的自我療癒能力，且能帶著這個能力陪伴自己一生』。」

我相信，身為人的我們原本就具備自我療癒的能力，只是因為我們的學習背景和成長環境，一直都是從各種資訊教育與前人經驗中「被教導」成長，加上社會價值的評論壓力下，真正能從自我本身觀察及行動的機會真是少之又少，因此，瑜伽療癒是一個非常溫和的方法，同時亦是個需要具備相當耐心的方式，讓自己重頭開始認識自己，而在這個認識自己的過程中，會充滿著許多自我衝突和矛盾，常常會是自己與自己、自己與外界等各種雜音拉扯衝撞，甚至還會進入混沌狀態。

然而，只要能在這個狀態裡耐心地邊觀察、邊一同與它前行，並且不帶任何批判或期待地與它同在，僅單純地與它在一起，就像是漂泊在迷霧大海中的船隻，船仍是得持續航行著，只需待迷霧散去，便能看見正在航行的方向。重點便在於，我們是否有耐心地等待迷霧的散去？至於這樣的歷程到底需要花多久時間，我會說它是無止盡的，它會是跟著我們一輩子的，只是我們會逐漸發現，每次迷霧覆蓋又消散的時間，會隨著我們的頻繁練習越來越快。

若說瑜伽是練習生活上的人、事、物各種平衡，而在我所學習的學校浴火鳳凰國際瑜伽療癒學校（**Phoenix Rising Yoga Therapy**，簡稱 **PRYT**）[2]，便是培育我們成為引導個案找到自己生活平衡的瑜伽療癒師。

在學校培訓的日子裡，我們透過各種自我練習及互助練習，練習讓自己成為自己的「生活指導師」或是「生活指引者」，如果以英文解釋，我們不稱自己是 Yoga Teacher 或者 Yoga Instructor，而是 Yoga Guide 或者 Life Mentor，我們不「教」個案：「你必須這麼做」或「你應該那麼做」；而是「引導」個案，激起個案的自我覺知，乃至培養個案自我引導的能力，讓個案在這個過程練習中，有能力為自己在不同的狀態或環境下，找出當下最適合自己現狀的方法。

PRYT 瑜伽療癒的八大元素

在 PRYT 瑜伽療癒系統裡，我們會談到療癒的八個元素，分別是：

1．善待身體（Befriending the Body）：

這裡的身體也含括「呼吸」。身體和呼吸是我們活著的必要條件，亦是每天和我們生活在一起最親密的夥伴，可是我們卻幾乎忽略它，甚至再加上熬夜、壓力、不適當飲食等各種破壞。善待身體，並非是吃一頓豐盛高級的料理，或享用一套頂級設備的 SPA，藉由外在事物所進行的善待，而是從自己身為「一個人」的最根本做起，因此，現在閱讀到這裡的你，請問問自己：

「我有多久沒有好好專心吃飯？」
「我有多久沒有好好走路？」
「我有多久沒有好好睡覺？」
「我有多久沒有好好活動身體？」

在 PRYT 裡，有兩個相當簡易且實用的善待身體練習方式。其一是「身體活動（Embodied Movement）」，舉凡站、坐、躺、趴、跑、跳、走、轉、搖等，任何讓身體自由自在的活動都可以，端看自己當下喜歡怎麼動都行，PRYT 稱之為「具有活力且帶著呼吸的活動（Vigorous Embodied Movement with Breath，簡稱 VEMB）」；另外一個則是「身體掃描（Body Scan）[3]」，保持身體安靜不動，僅讓注意力集中並掃描過自己身體的每個部位。

無論是採取哪種方式，目的都是要將專注帶回到自己本身，即是喚回總是分太多心的自己，畢竟我們有絕大部份的時間，都是將焦點投注在他人他事上。透過以上這兩個小練習，可以隨時將焦點移回到自身自事裡，而當我們把重心放在自己這裏，我們便會開始關注自己，當我們開始會關心自己，我們便已經在善待自己。

2．覺知（Awareness）：

這裡談的覺知，是以察覺「當下的自己」為重點。延續上述的「身體掃描」練習，將注意力帶回現在的自己，對於自己當下從外到內等各方面的察覺，例如：「我察覺我現在的身體、我現在的呼吸、我現在的感覺、我現在的情緒、我現在的思緒，正在發生什麼事。」若延伸至自己與生活周遭人事物的各種察覺，那便是：「我察覺我現在和 XX 的關係，正在發生什麼事。」

在 PRYT 裡我們最常使用一句話來練習，亦是核心精神：「現在正在發生什麼事？（What's Happening Now?）」當我們正在問當下的自己正在發生什麼事，即是正在觀察自己正在發生的狀態，這就是自己當下的覺知。

3．接受（Acceptance）：

覺知後的下一步，便需要進一步問自己：「那麼，我接受現在察覺到的這個狀態嗎？」

我們常常會發現有些事情需要改變，看見有些問題需要解決，然而我們也很容易問著，為什麼這些事情或問題仍是一直沒有被改變或解決？為什麼日復一日、年復一年，它們還是一成不變？難道是我們的改變或解決問題能力不夠嗎？甚至最後會把這一切歸咎於命運既定論。

事實上，只是我們不願意接受事情或問題的真相而已，因為我們的不接受，自然地便不會正視面對它們，不會認真地針對事情或問題的根源探究，何來獲取真正處理或根治解決的方法呢？簡而言之，當我們察覺到某個現狀後，我們還要能夠接受這樣的事實和狀態存在，才有辦法再往下一步邁進。

4・選擇（Choice）：

若我們能接受我們所覺知到的事實和狀態，接下來就需要面臨選擇。

這裡提到的選擇，並非直接二元化，要或不要的選擇，而是自己經過對整體狀態的全面了解後，自己最終做出的選擇，出自於自己「真心」的選擇，而非採取他人告訴我們的，也非根據普羅大眾答案所做出的選擇，因此，在 PRYT 裡更切確地說明此選擇為「內化後的選擇（Informed Choice）」，它是通過我們的智慧所做出的選擇，是一種明智的選擇。

5・洞察自我的選擇（Discernment）：

在做出選擇後，還需要深入地去察覺明辨一番，例如：「我的這個選擇真的是出自我個人的意願嗎？」、「還是某種程度上，我其實有半勉強自己去選擇？」、「我這個選擇會讓我感到後悔嗎？還是無怨無悔？」換句話說，針對自己的選擇，需要再進一步去做確認，此選擇是否是單純地跟隨自己的心念，還是混雜著其他因素或目的。

6．真實的自己（Truth）：

不帶有任何評論及批判，真實地對自己觀察，像是第三者般地站在一旁，看著沒有任何家庭背景與社會價值觀塑成的自己。真實地，看見自己的優點和缺點，看見自己的喜歡和不喜歡，看見自己的正面和負面，不需要去做任何的評分或定義，「只是單純地看著自己」，真實地看見這個真實的自己。

7．讓真實的自己實踐（Truth in Action）：

有點像是現今時代大家熱烈提倡的「做自己」。在真實地看見真實的自己後，還要將真實的自己表達出來，喜歡就是喜歡，不喜歡就是不喜歡，要就是要，不要就是不要。我個人非常喜歡「Only YES means YES」[4]這句口號，雖然它起源於宣導性自主的口號，但我認為也非常適合加以廣泛地用於自己面對自己及他人他事，只要在尊重、沒有傷害自己或他人的基礎下，且讓真實的自己如實地展現在生活裡。

8．讓生活繼續流動（Flow）：

太陽升起落下，季節冷暖交替，花草樹木成長枯萎，都是大自然現象自然地流動著；我們的呼吸進出、心臟跳動和血液流動，也都是身體機能自然地流動著。我們和生活周遭一切的流動密不可分，只有流動的速度、強度和頻率會是千變萬化，但絕非停滯不前或完全停格。我們的生命旅程就像是水流般，有時涓涓細流，我們能夠暢行無阻；有時又有波濤洶湧，我們需要心驚膽顫前進；偶爾出現的大小漩渦，猶如我們所遇到的困難或阻礙，是要讓自己順著漩渦方向勇敢地通過繼續前進？還是會把自己卡在漩渦中原地自轉、動彈不得？

以上這八個元素非線性前進，而是如網狀般地交織影響著。它就像是一個圓形網，我們生活在這個圓形網裡，我們每天在圓裡流動，而在這個流動過程中，各種人事物會紛紛和我們相遇，我們便是透過不停地覺察自己、接受自己、做出自己的選擇、洞察自己的選擇，一次次地讓自己如實地行動，用自己最真實的本貌生活著，亦讓本貌真實地在我們的生命中存在著。

「PRYT 療癒師」便是依據這八個元素，循序漸進地引導個案，讓個案重新檢視自己、了解自己，進而擁抱屬於自己的美好生活。這樣的練習，沒有時限，沒有終點，它像是自己的貼身行囊，陪伴著我們走在人生的旅程上，隨時隨地可以運用，直到我們化為塵土那天。

總括來說，PRYT 的瑜伽療癒系統，即是透過療癒師（PRYT 稱之為 Practitioner）依據其八個元素，引導和支持個案（PRYT 稱之為 Client）找出適合個人的身心靈平衡狀態。

然而一路下來，大家最常問我的一個問題便是：「『PRYT 瑜伽療癒』和『按摩』有什麼不一樣？」的確，PRYT 在身體動作操作上，跟按摩看起來沒兩樣，可是「深度」完全不一樣。

我在蘇美島時剛好有機會學習到幾堂泰式按摩課程，雖然在課程一開始有建立「碰觸（Touch）」、「接收者（Reciever）」、「給予者（Giver）」之概念，但是在進行過程中，卻只針對身體特定部位做按壓、拉伸及角度調整，按摩的程序、節奏和支撐方式，都必須「按照程序」進行，儘管在某些身體角度我和練習夥伴之間感到並不是那麼適合，整體而言，重點仍是放在「處理肌肉與關節的放鬆」。

而在 PRYT 的練習裡，身體姿勢只是一個媒介，更重要的是在身體姿勢停留中所產生的感覺，以及此感覺底層下的感覺，如同潛水般，透過療癒師（Practitioner）循序漸進地帶著個案（Client）往自己的海底世界探索。這樣的過程可以說是緩慢的，完全是看個案本身是否想往深潛方向前進，而身為療癒師更需要耐心，慢慢引領個案潛入，同時也要學著接納不是每個來學潛水的人，都願意選擇深潛課程。

我們都知道在某些狀況我們感到不合適的時候，都會想要試圖改變，然而改變的深淺度，也影響著改變後的結果。如果我們改變的意圖，只是為了因應眼下狀況，那麼很有可能在這次狀況解除後，類似情況會再度發生，其實是治標不治本；如果我們改變的意圖是打從心底，要的是治本不治標，那麼在 PRYT 的概念裡，我們會稱之「轉化（Transformation）」，透過瑜伽療癒讓自己宛如重生，從內至外更新一次，而 PRYT 裡的身體動作即是「轉化」的主要工具之一。

我們相信，每個人的外在身體、內在情緒，和外界所有的訊息，彼此間都有一座橋梁，而身為瑜伽療癒師的角色，即是協助個案將自己的這幾座橋樑重新搭建。我們也相信，人都有自癒能力，只是身處世俗與現實的環境下，時間一久便將我們的本能蒙蔽，幾乎沉睡，即便它總是在我們遇到挫折或瓶頸時被喚醒，但多半時候我們仍舊被眼前所發生的事物，與當下的情緒掩蓋著，而忽略了它的甦醒。

我們習慣地被教導要善待他人，卻忽略要善待自己，這個自己包含自己的身體外在，含括呼吸、肌肉、骨骼、內臟等；自己的身體內在，含括感受、情緒、精神、思緒等。透過最基本的身體和呼吸練習開始，讓我們重新認識自己的身體和呼吸，進而從外到內，循序漸進、由淺入深地認識我們的感覺、感知、情緒和思緒，再一次地認真對待自己，這個每天和自己相處的自己。

瑜伽的練習，絕對能讓我們在身體、心理、精神、生活等各方面獲得幫助，只是我在這裡還是要特別鼓勵大家，不管你已是瑜伽長期練習者、瑜伽初學者，或者還在觀望者，

現在可以誠心地問自己：
「我自己想要透過瑜伽練習，獲得哪些幫助？」
「我需要多深層的幫助？」
「僅求體態健康就好？還是僅求精神健康就好？」
「我想要在我自己生活裡的哪些方面，各獲得多少幫助呢？」

“練習瑜伽只是改變的開始，
而瑜伽療癒則是進一步讓自己擁抱改變，乃至轉化。”

瑜療師碎念

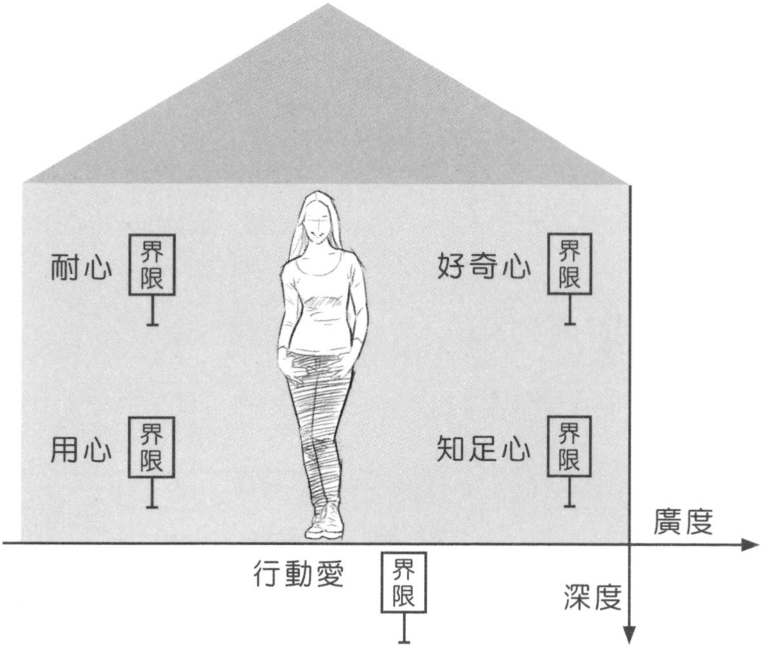

建造自己的療癒屋——「行動愛」是地基

一棟房子要開始建造之前，一定得先打造好堅固穩定的地基，如此才能逐層蓋起地面上的建築物，失去良好的地基，任憑上面的建築物蓋得再多麼華麗新穎，也是虛有其表，可能一個地震或暴雨便會直接破壞整體地基，連同建築物一同崩塌。

「愛」這個中文字，上面有蓋子「爫」保護著中間的「心」，下面有「夂」支撐著中間的「心」，形成一個完整的「愛」字，如此可知，當我們的

「心」被同時保護和支撐著，我們便能感受到「愛」。然而，我們往往誤解了這個保護和支撐，是必須透過他人給予才能獲得，因此當我們在談到愛時，多半都是用這樣的話語：「某某某應該愛我啊！」、「我愛某某人是應該的！」是一種向外索取愛，以及往外給予愛的概念。

但我們似乎忘記，「愛」本身這個字體便是一個獨立文字，它既是動詞亦是名詞，它不需要和另個中文字拼湊成一組詞，才能表明它的意思，它本身即是一個詞，我們一看便能知其意。「愛」本身就是獨立，原本就是屬於自己一個個體，那麼眾所皆知且廣為大眾談論的「愛自己」，便更能彰顯其意義，且應當是身為「人」的一切基礎和根源。

浴火鳳凰國際瑜伽療癒學校創辦人 Michael Lee 曾經在一次的課程，分享他個人在自我練習裡更加明白了一件事，他說：「愛是動詞，不是名詞（**Love is a verb not a noun.**）。」接著他又補充：「愛不是給或拿，而是要行動（**Love can do, but can't give or take.**）。」我當下聽到便不自覺地對自己笑了，因為我知道我每天都在實踐著「這個愛」，不單指的是「愛自己或愛別人這個行動」，而是涵蓋在我「整個生活裡的大小事或大小感覺的行動」。

如果再進一步延伸 Michael 這裡提及的「愛」，我認為可以再廣泛地衍生至生活上任何的人、事、物。比如說，我希望有「勇氣」，那麼就用「行動」去練習我想要的勇氣，接著我便可以再進一步思考，有哪些方法是我可以練習的呢？又比如說，我希望「有錢」，那麼就用「行動」去賺取我想要的金錢，而又有哪些方法是我可以賺錢的呢？再舉一個更日常你我都會有經驗的例子，我們都知道當我們想要「填飽肚子」，便會開始去「找吃」的，而且會邊找邊想著，有哪些食物是我可以吃的？有那些餐館是我可以去的？

更確切地說，其實是要讓自己「住在自己想要的狀態」裡。我想要「愛」的感覺，所以「我會行動著」，我會嘗試任何「行動愛的方法」，我就會讓我自己「住在愛裡」、「在愛裡行動著」，而不是一味地倚賴他人的讚賞或肯定來獲取愛，或是一股勁地犧牲和委屈自己，用給出愛的方式來填補自己愛的空間。相信當我們肚子餓的時候，一定是自己吃下自己想要吃的食物，來填飽自己的肚子，而不是一直拿他人的食物來吃，更不可能是把自己的食物一直給別人吧？

若是進一步用英文 LOVE 來觀看愛自己，我將其解讀如下：

L- Listening，傾聽：用「心」且不帶評論地傾聽自己的需求，甚至聽到這些需求文字底下更深層的意義。例如：「為什麼我會有這個需求？」、「這個需求到底是來自哪裡？」

O- Observing，觀察：用「心」且不帶批判地觀察自己的行為，甚至看到自己這個反應動作背後更真實的用意。例如：「為什麼我會有這樣的反應？」、「我的這個行為究竟是為了什麼？」

V- Valuing，珍視：珍惜、重視及尊重自己，打從「心」珍惜和重視自己，並且尊重自己是個獨立個體。經常提醒自己：「我是獨一無二的。」、「我是與眾不同的。」、「我本來就和你、和他不一樣。」

E- Essential heart，初心：時時檢視自己最原始的初衷。時常詢問自己：「我在最開始，原本想要的是什麼？」、「我打從心底，真正想要的是什麼？」

當自己先學會了「向內練習自己和自己的關係」，總是傾聽自己、觀察自己、珍視自己，以及保有初心，自然地我們便會愛上我們自己這個人，以及愛上圍繞在自己周遭的一切，即便這一切裡頭包含著外界所定義的優點或缺點，旁人所謂的正面或負面，我們仍是愛著自己，這無疑是屬於我們自己獨一無二的旅程，沒有人可以完整複製我們步行過的路途，享受我們欣賞過的風景，我們就是在這些看似簡單又複雜、平順又崎嶇、完美又不完美的歷程裡，逐步邁向屬於我們個人的終點，完成全世界僅有一本的旅行傳記，這是身為「人」這個物種，再驕傲不過的獨特性了。

身為人，本就該如同「人」字，僅僅筆畫兩撇般地簡單和樸實。先從自己和自己建立起「愛的關係」開始吧，當我們開始學著此時此刻地傾聽自己、觀察自己、珍視自己，便也正在學習如何保護和支持自己的心，當我們懂得保護自己、支持自己，我們已經在為自己行動著，建造著安全且穩固的愛，為自己紮穩自己的療癒地基。

你是宇宙的孩子，身份不亞於樹木和星辰；你被賦予權力身處在這裏[5]。-Max Ehrmann, Desiderata, Copyright 1952.

「設下界限」是建造療癒屋的必要標示

在蓋房子的過程，建商會在建築物內設置出入口、逃生門等標示，用以提醒住戶每處位置，避免住戶走錯地點。在浴火鳳凰瑜伽療癒裡，我們會使用 Edge 這個詞彙，意思是邊緣、極限、界限、邊界或臨界點，用以輔助練習者在瑜伽練習過程中，認識自己身體、呼吸、內在等各方面的邊緣，並選擇自己想與這個邊緣之間的距離，亦是一種提示，可以提醒練習者依據自己當下狀況，繼續向前或隨時停止。

早先我喜歡將 Edge 釋義成「極限」。運用在瑜伽教學裡，我會鼓勵練習者根據當下的身體狀況，讓自己的身體在每個瑜伽動作停留中，選擇要停留在自己的極限前、極限上或是超越極限；同時，我也將之運用於精神或能量狀態，鼓勵練習者依照自己當下的精神或能量多寡，去找到在今日的瑜伽練習裡，自己要花多少專注力和力量來完成，不一定每次練習都需要花費百分百精力來完成。

爾後，我將極限廣泛地運用於自己生活上的各個層面練習，時時刻刻地去檢視自己的工作極限、關係極限等，在各方面中找到其極限後，我會問當下的自己：「現在的我是否願意去超過極限？還是停留在極限上？抑或退回極限之前？」

然而，近年在我的瑜伽教學裡經常碰到，在某項運動或某堂瑜伽課中受傷而被迫休息養傷的學員，在與他們對談的過程中，我發現受傷的學員並非完全是在不自覺或毫無覺知的情況下受傷，相對的，他們在練習中都保持相當的察覺，但是他們有個共通特點是：「我感覺好像不行了，可是我現在是在運動或瑜伽課中，所以我應該要超越，這樣才能進步！」他們會因為「我在上課」的原因，即便「發現自己似乎不行」，仍是「咬牙撐過」，換句話說，他們在通過一番的自我觀察和評估後的選項只有：「超越極限」。

我非常能體會這樣的感受和歷程，因為以前的我也是從這樣的練習模式中成長，每當受傷時，我總會告訴自己：「沒關係，瑜伽乃是鍛鍊心智和毅力，不能因為一點小傷，而讓自己卻步。」久而久之，這樣的練習模式便會自動地帶回生活上，幾乎在生活各個方面都會習慣地告訴自己：「沒關係，一點小事而已，撐過就好。」、「可以的，再一下下就好，ㄍㄧㄥ住就行。」後來才發現，即便我擁有一顆堅強的心智，比起他人或許我可以撐得更久更長，但是，我的身體和精神是否能和我的心智同步呢？

我觀察到我明明擁有堅定的心智，為什麼還是受傷？因為事實是，我的身體根本尚未準備好，一點兒也無法乘載這般強度高的動作；明明我還是吃得下、睡得著，為什麼我還是會生病？因為事實是，我的精神根本再也無法負荷這鼓強大的壓力，一丁點也沒法再承受這樣極致的緊繃感。當我的「身」和「心」無法同步時，便產生身心俱疲之感，最後我的身體必然以劇烈的反應戰勝我堅毅的心智，強迫我暫停休息，就像是車子幾乎沒有汽油了，駕駛若硬要繼續開，引擎最終會熄火。

隨著不斷地自我練習和觀察、接觸到更多團體，以及和個案一起合作瑜伽療癒的經驗後，發現「極限前」、「極限上」、「超越極限」看起來似乎只有三個選項，很容易會由於我們自己的慣性使然，而忽略許多的微小細節和變化，因此，我便開始將 Edge 更進一步釋義為「設下界限」。

我使用數字刻度一至十，做為設定界限和檢視界限的簡易語言。例如：五若是界限，那麼少於五，代表都是在界限前，數字越小表示離界限越遠；超出五，代表已超出界限，數字越大表示超出界限越多。

以這個方式來做為一個範疇，然後在這個範疇裡有個大致的進程：一開始，先初步根據自己當下的感覺或狀態，設定一個界限刻度；行進過程中，根據自己邊進行、邊觀察到的感覺或狀態調整刻度，去調整是否要遠離界限刻度、靠近界限刻度，或試著超出界限刻度？像是調整音量般，每首歌製作出的原音聲量不一，我們會根據歌曲適時調整音量大小；最後結束，再度觀察自己在經過整個練習後，現在的界限刻度又是多少？是否和一開始所設定的界限刻度一致？還是比起原先設定的界限刻度增加或減少？是否和原先設定的界限刻度差距太大？是否從整個進程中，觀察到自己感到任何特別的狀態，或者發現從未體驗過的新狀態？

因此可以說，這個界限非硬梆梆地畫出一條線、固定不動，而是具有柔軟和彈性的一條線，且可以就著當下不同狀況，隨時調整和更動的。

運用至自我的瑜伽練習裡，在練習的一開始，我會根據現在觀察到自己的整體狀態，為自己設下一個今日練習的「界限刻度」，意即「我今天想要讓自己在這個練習中，約莫花多少力量或精力？」；過程中，我會透過觀察不斷地提醒自己，需要依照每個當下去調整我的界限刻度，有時在這個動作，會超出界限刻度一點，甚至嘗試再超越多一點，但在下個動作，可能會少於界限刻度一點，甚至少很多；最後，我會再度觀察自己現在的界限刻度，並比照一開始所設定的界限刻度，看是否有異同之處，同時回顧檢視在整個練習過程，是否有讓我印象深刻之處或者新發現。

若將「設下界限」練習連結回到生活瑣事上，會發現我們在許多方面，其實是經常且習慣性，毫不自覺地在超越自己的界限，例如：明明告訴自己今天一定要準時五點下班，可是五點一到，發現信箱有新郵件通知，又會忍不住打開它，打開前還不停告誡自己：「我只是先看一眼，剩下明天再說。」孰不知一開啟又忍不住去仔細閱讀它，甚至發現好像得處理一番，最後抬起頭，已是六點。

在任何關係上的界限，「超越界限」更是到處可循。在與自我的關係中，由於我們的教育成長背景，我們大多都被教導成：「考九十九分很好，但再多一分就可以是一百分。」、「全班第一名很好，但能全年級第一名更好。」、「年薪百萬很厲害，但能年薪千萬更厲害。」「能者多勞」成為一種代表「傑出」、「成功者」的標誌，卻在無形中演變成每個人都在追求著「多」，沒有人願意去追求「少」，因為「少」，聽起來像是「毫無能力」，是「軟弱」、「失敗者」的代名詞。

在我的許多個案裡，最常需要面對的是「家庭關係的界限練習」。像是與父母親的關係，因為是無法抹滅的血緣事實，許多個案在練習過程中，是感到非常衝突和痛苦，他們常常知道自己的界限在哪裡，並且也練習如何為自己設下界限，但當父母不經意或故意的一句：「你不孝！」、「我是你爸媽！」或是「這是你做子女應該的！」等情緒勒索言語，他們會因內疚或自責感，瞬間打破自己原先設下的界限，又回復到以前總是超越界限的狀態。

又或者，在夫妻關係中，也因為有太多「為了」的原因，而讓設下界限這個練習充滿困難和挑戰。「為了孩子」、「為了家」、「為了你」、「為了其他家人眼光」等，一次次、一遍遍地自己打破自己原先設好的界限，經常在個案的陳述裡聽到各種犧牲奉獻的故事，當他們超越了自己能犧牲奉獻的界限，會開始認為他人視自己的付出為理所當然，隨之而來的便是無法控制的抱怨。

我相信每個人都希望自己能夠一直進步著，並且試著盡自己最大的努力去進步，然而進步的過程，不是只有直線性、一路衝向目地的這個唯一方法，像是進行一趟公路旅行，不是只有油門踩到底，讓車子加速前進而已。有時候，需要鬆開油門、放慢時速，方能欣賞沿途的風景；有時候，中途必須在某處停歇，充飽體力，也充足油箱水箱；有時候，遇到路面平整、天氣美好時，恰恰是個加速的好時機。

在療癒過程中，為自己「設下界限」其實並不難，我認為最具艱難和挑戰的部份在於，當自己在面對外來的影響和障礙時，如何仍是穩住自己的界限，並且絕對擁有百分之百的掌握權，自己決定自己的界限刻度。因此，在練習過程中，需要經常問自己：「若根據我自己現在設下的界限，我真正能做得到的有哪些呢？」、「我真正能落實的行動有哪些？」

也許，目前我們真正能實踐的行動只有這一兩項，或者看起來是非常小、微不足道的行動，然而，至少是我們能在掌控自己的界限刻度下，實實在在完成的項目，而非又超過自己界限或受他人影響，虎頭蛇尾、七零八落的交代了事。

> **“所有的練習，所有的人事物，不是越多越好，也不是只有加分的選項，有時候少一些，也許會發現在減分後，自己美麗的模樣。”**
>
> 瑜療師碎念

建造療癒屋之四心原料

建造一棟房子需要許多不可或缺的材料，例如：水泥、磚頭、鋼筋等，建造療癒的過程一樣也有幾樣需要具備的原料，貫穿整個療癒過程，幾乎一起並肩前行，像是呼吸節奏和身體動作一樣，需要相輔相成，誰也不會搶過誰的峰頭。

心原料一：「用心」

用心，純粹地使用自己的心，好好地對待自己，用自己的心去說出每一句話、做出每一件事、對待每樣人事物。我這裡的用心，意指不帶有任何目的或多餘想法，更沒有任何期待結果，僅僅單純地透過自己的心，展現心最最真實的樣貌。這個概念跟現下流行的「正念（Mindfulness）」有些相似，我是這樣看待正念一詞的：「正在念頭下。」進一步看「念」這個字，是「今」和「心」的組合：「『現在』的『心』，合成『念』」。

正念鼓勵大家的即是「處在當下」、「身處在現在的念頭下」，而我則以「用心」一詞，去加強處在當下的概念，即是「用自己的『心』處在當下」，非「用自己的『大腦或知識』處在當下」。換句話說，「用心」，是從自己本身出發，向外表現出的作為；而從自己的大腦或知識出發，是藉由外在事物，再回到自身所表現出的動作。

我真切地體悟到百分之百用自己的心處在當下，是我在冰島旅行的時候。某個夜晚在我毫無預警之下，極光就在我眼前大爆發，我記得當時我就只是坐在那裡，看著眼前這一大片綠中帶紫的立體大螢幕，猶如動畫電影般地緩緩移動著，那是一種沒有特別情緒反應的感受，沒有異常興奮，沒有十分讚嘆，自己的心卻以一種出奇平靜的聲音說：「這是極光。」

其實要真正地用文字闡述「用心處在當下」的感覺是有些難度，畢竟它就是個需要用自己的心去體驗的瞬間，但是我們可以試著這樣思考看看：「如果我的意念是『我要找到用心的當下』，那麼似乎會『為了找到用心的當下』，而不斷地去向外尋求各種方法，比如上很多瑜伽課、讀許多身心靈書籍、參加各種心靈講座等；假如我的意念是『我現在要好好用心吃這頓飯』、『我現在要好好用心喝這杯水』、『我現在就是要用心攤躺在這。』」那麼，聽起來又是如何呢？

我在瑜伽療癒師受訓期間，我的監督導師常常問我：「妳是在『做』瑜伽？還是『在』瑜伽？（Do you DO yoga? Or BE yoga ?）」的確，能夠讓自己全然地用自己的心在當下，把所有的心思關注在每分每秒上，不眷戀剛剛發生的過去，亦不會渴求尚未來臨的未來，是一個聽起來很簡單，卻最需要花費心思的練習。

畢竟身為人，我們有大腦，我們的思緒時時刻刻在奔跑；我們有五官，我們的感官分分秒秒被外界訊息刺激；我們總是向外尋求，因為這是最快、最簡易，也最能看得到結果的捷徑，於是我們無形中也為了當下，開始透過許多方法去追求，追求著當下。如此，「活在當下」是否又變相成為另一種人生必須追求的目標呢？捫心自問：「我確實活在當下嗎？」還是：「我是為了活在當下而活在當下？」

「心」是一種感受，亦可說是一種未被加工過的直覺，相信我們都曾有過「瞬間感覺」的經驗，可能就在那毫秒之間，但緊接著我們的大腦會啟動判斷和解析機制，因此往往到最後，都是經過大腦持續加工過後的表現。

當然，我們在生活上許多事情，需要倚賴大腦和知識為我們做出適當的決定，然而，如果回到自我療癒的練習裡，我非常鼓勵大家「用心」練習，用自己的心去體悟此時此刻的狀態和感受，用自己的心去體驗著療癒中的每分每秒，不需用大腦判斷它的是非對錯，更無需用知識定義它的真正名詞，因為，療癒就是療癒，當下就是當下，我就是我。

我曾經有個個案與我一起合作數月，幾乎在每次練習的最後，她總是會說：「我不想要再在愛情裡一直依賴對方，我想要自由。」然後，以眼淚從眼角滑落結束整個課程。我還記得當初與這位個案初次見面，她便開門見山地列出一張Ａ４的Ｑ＆Ａ，請我直接依照問題提供給她答案，因為她覺得工作已經足夠繁忙，還要再為這些瑣事想答案，著實浪費時間，使得她無比煩心。

在第一次課程之後，我心想個案或許不再繼續參與，因為我並沒有符合她的期望，逐一地給她想要的答案，必定讓她大失所望。意外地在那次第一堂課程之後，個案開始在百忙之中抓取可用時間參與課程，雖然每次的課程情況大概都是這樣上演著：個案提問並要求我給予答案 → 我鼓勵個案試著聽自己心底的聲音 → 個案沒有獲得我的答案失望離開。

當時，我始終相信總有一天，個案會聽到自己心的聲音，即便個案參與課程的時間零散不固定，只要個案願意繼續參與，願意嘗試練習，就代表多一次練習「用自己的心」去傾聽、去感受自己的機會。終於在經過數個月的某次練習後，她仍舊泛淚，只是這會兒她的台詞換成：「我好像知道我的心在哪裡了，我好像知道我要的是什麼了。」

我們都有似曾相識的經驗，總是在同一件事情的迴圈裡遊走著，我們明明知道問題在哪裡，我們也知道必須做些改變，然而同樣的事情卻總是重複地發生著。發現盲點是什麼了嗎？我們「知道問題在哪」，也「知道要改變」，卻完全忽略這個「知道」到底是從何而來？是來自旁人的聲音呢？來自旁人的故事？是自己的大腦知識嗎？是自己的過去經驗？還是自己的心？

於是，每當我們在面對一個問題時，總是催眠式地告訴自己：「這次我要改變！我一定要改變！」可惜的是，這個催眠魔法大多只有短時間維持的效力，當我們又再度遇到類似的事件時，仍是會慣性地陷入舊有的處理模式，那麼只好又再次地使出催眠魔法。舉個最符合現代你我皆有的例子，我們都知道不要一直滑手機，也知道手機使用過度會對身體造成的傷害，也有許多關於手機使用過度的研究文章發表，我們一再地告訴自己，不可以滑手機，甚至提醒身邊的朋友過度滑手機的影響，然而我們依舊繼續快樂地滑著螢幕，因為我們「打從心底」，根本就沒有想要離開手機。

我們總有許多事情放不下，但卻又渴望放下，這樣矛盾的劇情不斷地在我們的生活裡搬演著，這大概就是身為人這個物種，異於這個地球上其他物種的驕傲吧，我們有大腦、有思考、有知識、有記憶，我們看起來很了解自己，卻總在某些事情發生時，又疑惑或困住自己。

在療癒的路上，我非常鼓勵大家，經常練習自己找一個可以讓自己獨處的時間，一個自己感到舒適的空間，一個暫時沒有他人和雜事打擾的環境，就算是一分鐘也好，然後將自己放在那裡面什麼也不做，只是安靜地與自己的「心」相處，聽聽自己「心」的聲音，與自己的「心」說說話。

“我們的心會告訴我們正在找尋的答案，
只要我們願意相信我們擁有一顆最真誠的心。”
瑜療師碎念

心原料二：「知足心」

我在蘇美島上課的時候，某天的瑜伽課程主題是「知足（Contentment）」，整堂課的內容用了一系列的手平衡串聯，即便帶領者還是以動作口令為主，但我自己卻真的知足地在串聯過程中順著每個動作，不追求很標準的手平衡完成式，不追求停留多久，也不追求全部徒手撐地，亦不追求跟上串聯速度。

動作樣式雖然花俏奪目，但是要讓自己如何在這絢爛的花花世界中，依舊維持著適合自己的量，以及原本要練習的意圖，其實很有挑戰，換句話說，自己如何在一堆雜音雜景中，仍是保有自我覺知的狀態，讓自己仍是掌握主導權，帶領自己的身和心抵達每個目的地，算是瑜伽練習裡的重要考驗，亦是在自我療癒路上，必須時刻提醒自己的一個註記。

什麼是「知足心」？我認為「『心』滿『意』足」是更貼切的解釋。我的釋義是：「打從心底的幸福感，不需要任何外在的形式或物質，就能感到開心滿意。」我們會有不開心、煩心、傷心等感覺，其中一個原因便是我們有一顆「比較心」。我相信大家一定都有過「幸福的瞬間」經驗，只是外在環境實在過分吵雜，我們並沒有在當下察覺到，加上萬千種的誘惑，我們時常忘記自己現在正在擁有的，而不斷看著別人手裡握有的，很像是一句閩南俗語：「呷碗內，看碗外。」如此一來，不知足之心便油然而生，貪婪也跟著崛起。

舉我當日在手平衡課堂裡的例子，如果我覺得我自己手臂不夠強壯，然後只是一味地看著周圍同學完成每個手部支撐動作，並且不斷要求自己務必追上同學們的高度，那麼我可能會忘記我原本就已經在動作中，延伸很美的長腿，外加漂亮的腳背，然後有可能還會進一步批評自己的手臂肌力怎麼這般不強壯，接著我也許會在課程結束後，想盡辦法增加手臂肌力，瘋狂地練著那些我羨慕別人做得到的動作，而非我現在能力範圍可做到的動作。

我在瑞典旅行的時候，最喜歡他們的街道景色，以及瑞典人的言行舉止，甚至路邊的貓和狗，我總感到處處都是優雅，當時在那樣氛圍裡的我，好奇著究竟這份優雅是從何而來？

後來，從一次介紹瑞典文化的報導中，談論到瑞典人的 Lagom 生活態度。Lagom 是瑞典字，大部份的翻譯是「恰如其分」或「不多不少」，與孔子提及的「中庸之道」有極大相似之處。報導中訪問了一位瑞典人，他是這麼解釋：「雖然我的數學很好，我不會說我『專精』數學，但我會『專注』在我如何應用數學，這就是 Lagom。」

在典型的瑞典文化裡，沒有誰是最好或最差，每個人皆持有自己的 Lagom 態度生活，並且不會去打擾別人的 Lagom。Lagom 的精神似是知足心的精神：「沒有對與錯、好與壞，只有我自己感到適合」。因此，不會因爭執是非對錯，而產生如「我是對的、你是錯的」之比較結論；沒有好與壞，只有專注當下，不會再有如打分數般地「你是好的、我是壞的」之比較心。

由於我們成長在一個競爭環境下的關係，從小便已經習慣在比較中成長，還會因為在被輪番評比後，被劃分成兩種類型的人：一種是繼續用力往前進的，被定義為「上進的人」；而放棄持續前進的，被定義為「不上進的人」。並不是說比較不好，事實上我們總需要適時的透過比較，來拿捏我們該在各項目標的付出中增減多寡，然而一旦比較過頭了，便會一味地將注意力聚焦在那些離自己很遠，或不屬於自己的地方，像是尚未發生的未來、已經發生的過去，或是別人身上的，而完全忘記自己現在已經擁有的是有多麼地足夠。比上不足，比下有餘，「知足心」可說是處在這個上和下的中間地帶。

我和個案們在瑜伽療癒合作的過程中，個案時常會習慣性的在課程結束後，為自己下一些評論，像是：「今天我上的感覺比上次好。」、「今天我上的狀態比上次差。」、「我好像都沒有很大的進步。」等比較句子，我通常會鼓勵個案：「僅觀察現在的狀況就好，現在的狀況即是你現在的樣子。」試想，倘若今天只有單一個狀況可觀看，那麼我們也只有一項選擇的看著這個狀況，就是因為有太多其他的狀況可看，有太多選項使我們分心，我們才會在看的時候，開始產生比較心。

在療癒過程的練習，我鼓勵大家時時帶著知足心，僅僅專注於眼前所看得到、用得到的資源，在這些自己能力所及的條件下，逐步往前進。有點像是在玩大富翁遊戲，有時候突然前進個三五步，我們不需欣喜若狂，更不需試圖保留這種突飛猛進的感覺；有時候要是退個三兩步，我們也不虛妄自菲薄，更不需擔憂害怕會從此退回原點；有時候會停留原地打轉，我們更需要稍安勿躁、靜觀其變，重整自己後再繼續前進。

這般地進進又退退，會在療癒過程中持續地發生，也確實這種前前後後的不穩定感，常常會讓我們感到不安，然而，我鼓勵大家可以經常問自己：「我的現狀雖是如此，我還是有正在前進嗎？」

“即便只是前進個〇．〇一步，我還是有在前進。”

瑜療師碎念

心原料三：「好奇心」

愛因斯坦（Albert Einstein）曾經說過：「重要的是不要停止疑問，好奇心有其存在的理由。」[6]

我經常在瑜伽的課程中會請學員們停留在某個動作時，觀察自己現在的狀態，當學員們觀察到某一個現象時，我會請他們再從這個現象裡，再深入去觀察還有沒有其他現象伴隨產生？或者衍生出另一個新現象？許多人會回應：「我就只有感覺到這個，其他沒有了。」這時候我會再進一步鼓勵詢問：「是否再多花一點時間，去看看自己是真的沒有其他感覺？還是不想多花些時間在同一個地方探索呢？」

我也經常在自己的教學中做一項練習，就是同個單一動作，或是同一套動作組合，讓學員們重複練習，甚至會連續好幾堂課都練習同樣的動作、相同的組合，只是在口令引導上，會依據當日設定的教學目標，以及當下狀況去做調整，但是我將練習的重點放在讓學員們去探索：「我是否能在重複性的動作裡，做起來不一樣？」、「我是否在看起來一樣的動作裡，做起來質地不一樣？」

若延伸至生活上的練習就像是：「我每天的行程一模一樣，而我是否能將一樣的每天，過得不一樣？」既然外在顯現的事實無法更動，我是否能帶著自己的好奇心，去探索這個既定事實底下，還有其他我沒有發現的新現象？

因為好奇心，促使我喜歡對自己深入探索，原本就已經在我的日常生活中反覆上演著，然而某次在一個非常平常的團體練習課中，讓我再度敬佩好奇心的存在。我記得那是一個清新的秋晨，好不容易有機會再回歸到學生的身份練習，坐在教室裡的我感到十分雀躍，當下的我也決定以「只專心覺察我的身體」為今日練習目標，畢竟在繁忙的教學生活中，我有好陣子沒有讓身體專注於動作，也感到格外緊繃不通暢，然而就在課程進行到一半，一個類似屈膝抱腿（Apanasana）的變化動作停留，瞬間觸動了我。

首先，我感到有股暖流，在我軀幹和雙腿間的擁抱空間形成，當下我開始感到好奇這股暖流從何而來，亦好奇著這究竟是什麼樣子的暖流？在好奇心驅使下，我持續注視著暖流，即便我的身體繼續跟著老師的口令移動著，我卻可以清晰地感受這道暖流，流過我身體的每個角落、每個面向，時而上下，時而左右，有時又會在中途轉彎，我能感覺到暖流優雅而順暢，毫無制式軌跡地緩緩流動著，最後，再度回到屈膝抱腿動作停留時，一陣寂靜猛烈襲來，像是一片大浪把我整個人覆蓋，我卻沒有絲毫嗆水感，反而感覺到更多的溫暖和保護，我仍是聽得見老師的引導聲音，更能感受到當下的我和我自己。

當下，我就這麼讓自己和暖流一起待著，同時混雜著些許淚珠。其實我並不陌生和自己待在此時此刻的練習和覺察，甚至這就是我的日常練習，但因為好奇心的帶領，接下來更深入的探索，為我帶來一次新的衝擊。

當我正在和暖流安靜的陪伴彼此時，開始連結到一個畫面，那個畫面是：每當我拿起手機準備傳訊息給他時，我其實非常想要直接傳「我想要去找你」這句話，但最後卻還是以「沒關係啦你先忙，有空再碰面吧！」傳出訊息。緊接著從這個畫面，衍生出害怕的感覺，我問自己：「我害怕什麼？」我聽到自己說：「我害怕他討厭我。」我又問：「為什麼我會害怕他討厭我？」我說：「因為我害怕失去他。」我再問：「而我又為什麼會害怕失去他？」我停頓了下：「我害怕失去愛。」我追問：「我已經如此愛自己，又為什麼我會害怕失去愛？」我又停頓了數秒：「因為某種程度，我仍是依賴著他。」我釐清：「那麼有百分之多少的依賴？」我說：「百分之四十。」

最後，我在結束課程前的靜坐中整理出幾個關鍵字：討厭、失去、依賴、百分之四十、期待、真實、心。然後，我從這幾個關鍵字中再度發現自己的原有慣性：為了避免對方與我疏遠，我說出了修飾過的話，我想要透過這些話使我自己顯得體貼懂事，我想要藉由這樣的表現方式與對方維持關係，但是我最真切的心態是「我依賴著對方的愛」，換個角度說，「我仍是沒有百分之百的愛著自己，有百分之四十的比例，我仍是需要對方給的愛」。

檢視到此，我的眼淚也跟著滾滾流下，我看見自己即便我自認為在瑜伽療癒的實踐練習還算不錯，對於展現真實的自己，說出自己心中真正的話語，皆是很努力的落實，但是在碰到某段關係或某個情境中，稍微一沒有仔細地去覺察自己的言行舉止，便會很輕易的回到以自己的慣性模式做回應。大部份的時候，我們都是讓大腦思維主導著我們，也是大部份時候，我們會「以為」我們十分了解自己現在的狀況，但事實上，是大腦正在操控著我們的以為，就像是我在這次的自我練習中所發現的「自以為」。

身為人多少都有喜新厭舊的本性存在，我們也都有對於重複性事物容易感到索然無味的經驗，我們通常的習慣也是向外去尋求新事物、新刺激，好打破我們沈悶已久的生活步調，然而這些新事物或新刺激在一段時間後，也會變成舊事物和舊刺激，於是迫使我們又再度去尋求另一個新的，這也是造就了為什麼我們在現今的環境中，即時文化日益茁壯，每個產業都在努力地開發新創意、拼出最新版本。

有新事物或新刺激固然是好現象，它可以促使我們持續地去學習和成長，但是在迅速且極度的求新下，也產生了一些本末倒置的狀況，人們在物質方面造成過多的資源浪費，在精神方面遭受資訊過度轟炸，原先想透過學習新事物，增進生活樂趣的本意，反而演變成另一種附加的負擔或壓力。

我所談的好奇心，並非是不斷地向外索取，而是向內探索，對自己的各方面，自己的身體、呼吸、感覺、情緒、思緒、念頭等，總是保持好奇心。

時常以一句問句問自己：
「我現在的身體怎麼了？」
「我現在的呼吸怎麼了？」
「我現在的情緒怎麼了？」
「我現在的××怎麼了？」

當自己開啟了問句，問自己問題，與自己對話，會發現隨著一個問題所產生的答案，會再帶出另一個新問題，像是滾雪球般地，A問題滾出B答案，B答案又滾出C問題⋯。不用擔心自己問自己，是否會越問越模糊，反而在這個模糊之後，會發現令自己意想不到的答案出現在眼前。

在療癒的過程，好奇心亦是不可或缺的材料，唯有對自己的各種反應感到好奇，而不是立即感到煩躁或羞愧，甚至連一眼都不看便排斥推開，而是，僅帶著好奇心去觀看發生在自己身上的任何回應，像是觀賞一部電影般，我們會從電影一開場白後，開始好奇著究竟接下來會發展什麼樣的劇情。

若是能透過身體做為一個呈現舞台，邀請自己的好奇心成為主角，請大腦暫居幕後，僅是純粹地歡迎各種訊息到這個台上演出，讓好奇心主角單純地去與他們當下互動，相信我們與生俱來的能力，可以說是直覺、靈感、感應、領悟，或是療癒能力，便會引領著我們逐步地去看清自己現在的狀態。

經常練習將時間花費在觀看自己，看著發展在我們身上的劇情，無論是樸實無華或高潮迭起，不管是有時讓自己開懷大笑，又有時讓自己悲傷難過，最終我們會在我們自己的故事裡樂在其中，當自己能夠安然享受著自己的劇情，我們便已經處在「療癒」裡了。

“保持好奇心，保持青春。”

瑜療師碎念

心原料四：「耐心」

自從開始教授瑜伽療癒相關課程後，我最常被詢問到幾個問題不外乎是：「這到底有沒有效啊？」、「告訴我，需要要練習多久才會變好？」、「我什麼時候才會進步？」會問第一個問題的學員，大多都是尚未接觸過瑜伽，只是耳聞「練瑜伽不錯」而想嘗試看看。

通常，我的回答都是：「我不會說瑜伽到底有沒有效用，畢竟它不是一種藥，但只要你願意嘗試，並且專心在練習裡，相信它一定能帶給你所需要的幫助。」至於後兩個問題，大多是已經開始練習一陣子的學員，他們確實也體驗到瑜伽帶給他們的進步，只是似乎「看不到結果」的練習，時常讓他們的練習變得慌亂，通常我在這裡的回答是：「且耐心地練習吧。」

我記得在瑜伽療癒師培訓的那段期間，某天我和監督導師視訊討論我目前的個案實習狀況，在討論的最後導師問我是否還有其他問題，我忍不住嘆了口氣，語重心長地問了她：「我覺得我現在做個案做得好迷惘，感覺我在原地停滯，一直沒有進步的感覺。」永遠難忘導師在視訊的那頭，給了我一個非常暖心的微笑說：「我最近在閱讀道德經，我分享妳一段話：『你是否有耐心地等待水中混濁的泥土沉澱，變成清澈的水？』耐心、在當下。」

導師以簡單的兩句話結尾，「Be patient」、「Just be」至今一直存在我心中，每當我因為事情繁多，開始感到心煩意亂時，這兩句話便會在我腦海中如旋律般地奏起，重新提醒著自己：「有耐心，專注眼前事物。」

而在瑜伽的教學過程中，我常常看見一個有趣的現象，特別是發生在常態練習者。每當我才開始講述一個動作如何起始移動時，只見這些練習者便咚咚咚地熟練的把自己擺放到這個「姿勢」上，接著在動作的停留中，我會引導些許覺察口令，只見他們在口令進行一半時會以為要解開動作，於是又咚咚咚地回到結束位置。這樣的練習方式並非是錯的練習，只是省去或跳過許多細節和過程，僅將注意力放在動作開始和結束，稍嫌可惜。

我在團體課堂上總是鼓勵大家，把多一點的焦點放在動作的行進過程，例如：站姿直腿前彎式（Uttanasana），如何從站立動作開始出發；從站著到往前彎的過程，是怎麼運用自己的呼吸和身體經過這條路線，直至抵達前彎的位置？更重要的是：「在這個前彎的過程中，我觀察到自己的身體、呼吸、感覺、念頭，各自正在發生什麼事？」這樣的練習可以說很簡單，也可以說很複雜，只有自己是否願意有耐心地去度過這些過程，即便這些過程不斷地重複著，自己還能繼續且耐心地去看待這樣的重複並不感到煩躁，也不急著找到出口。

我們應該都有過解開打結的經驗，想必也有過急著把結打開，卻讓結越纏越緊的經驗。療癒的過程就像是解鈴還需繫鈴人，把自己打的這些結們解開，且需要花費更多心思和時間去解結，畢竟我們幾乎都在做打結的動作，卻很少回頭去將這些結先解開理順。

我經常也會鼓勵正在練習瑜伽療癒的學員們：「你花多少時間不去理會這些事情，你便得花多少時間去重新與它培養感情。」例如：花多少時間不去管身體，當決定理會身體時，便需要花費相等時間重複練習它；有多久時間忽視兩人關係，當決定修補關係時，便需要花費相等時間重新連結它。

這裡要說的，也不是一定一比一對等的欠與還，而是所有的事情並非一蹴可幾。在現今快資訊的環境影響下，一鍵便能遊覽全世界的時代，「立即」成了大家習慣的行為模式，當大家都習慣著「快感覺」時，「慢感覺」便顯得突兀，而這種與習慣相反的異樣感容易使人產生不安，畢竟跟舊有習慣不一樣，跟身旁眾人的反應不同。

耐心沒有一個所謂的標準值可以參考，我認為它也是一個無止境的練習。在我自己的練習中，我發現一個有趣的現象，那就是每當自己覺得變得比起從前更有耐心時，會在遇到的下一件事或一個問題，發現自己的耐心原來仍是不足，只好藉此機會再度更新自己的耐心，升級自己的耐心進化版。這就是建造自我療癒過程裡必須具備的其中一樣材料，在療癒過程中，我們開始會面對許多迎面而來的障礙，在跨越障礙的時候，還極有可能會被推回原點，甚至必須重新開始，無庸置疑地是：「我們是否有耐心地陪伴它、經歷它？」

“前進的速度不是重點，重點是，我正在前進著。”

瑜療師碎念

—小註解—

1 國際瑜伽療癒師協會官方網站：https://www.iayt.org。

2 浴火鳳凰國際瑜伽療癒學校官方網站：https://pryt.com。

3 Body Scan，身體掃描是一個幫助練習者回到當下的靜態覺知練習技巧。除了瑜伽課程會使用之外，在其他與正念相關的課程，皆會運用到這個技巧。練習的方法是，將自己的注意力放在自己的每個身體部位、呼吸、念頭、思緒等，一個接著一個，只是單純地掃描觀察自己的每一處現象或感覺，毋需更改任何現狀。練習者可以透過有經驗的引導者帶領，也可以自行練習。

4 取自現代婦女基金會資訊：「only YES means YES 沒有同意，就是性侵」的倡導，就是強調性主動的一方有責任確認對方在「完全清醒」的狀態下「同意」性行為，而不是用「沒有說不就等於願意」的模糊態度侵犯他人。同時，only YES means YES 也是鼓勵「溝通透明化」，避免「性同意」成為性侵害事件能否成立的爭議點，也能降低對性行為雙方造成傷害的可能。現代婦女基金會官方網站：https://www.38.org.tw。

5 出自英文詩其中一個段落，原文為 You are a child of the universe, no less than the trees and the stars; you have a right to be here. Max Ehrmann 著，《Desiderata》，一九五二年。

6 原文為 The important thing is not to stop questioning. Curiosity has its own reason for existing.

療癒需具備「深度」和「廣度」

在還沒接觸瑜伽療癒師培訓時，我和絕大部份人的認知差不多，認為療癒即是療癒師會善用很多技巧和方法，帶給被療癒者舒適和舒服的感覺，甚至會提供很多錦囊妙計，引領被療癒者通往一個美好的境界。

然而，接觸這個領域後，我才明白真正的療癒，其實是療癒師透過最簡樸的方式，幫助被療癒者打開「自己的世界」，而這個世界也需要被療癒者自行願意不斷地探索，才能宏觀地看見自己世界的深度，既不特定聚焦在某處，也不特別增強某部份，只是專注地往深處探究，就像是開著一艘潛水艇，持續地潛入幾萬英呎的海底，並同時克服隨著深度增加的水壓，只為的一窺整個海底世界的奇景，為自己找尋出屬於自己的亞特蘭大。

我最常被問及：「到底哪一種的療癒方式才是最有效？」、「瑜伽療癒比起其他療癒方式，更有效嗎？」我都會這麼回答：「保持開放的態度和心，不預設任何立場，且去嘗試你好奇的任何一種療癒方式，也不要只是嘗試一次，更不是一語斷定其好壞。若你覺得在這個方式中，當下感到十分舒適自在，可以再給自己多幾次機會繼續嘗試，也許你會從中發現其他心得，而這個心得可能會幫助你找出更多元的療癒方式，甚至最後整合成屬於你自己的方式。」然而有兩點值得注意的是，對於任何一種療癒方式，皆不執著和依戀，只需將自己放在此時此地，專心完成當下要做的內容；有時候某種方式也許會觸發自己不舒服的感受，使自己感到不自在甚至壓迫，那麼也請絕對允許自己暫時離開這種方式，不需要逼迫自己一定得完成整個療癒過程。

我遇過一些學員在起初接觸瑜伽療癒相關課程時，可能是課程進行至一半便離開教室，也有硬撐完整堂課下次就不再出現的學員。願意與我分享的學員，大多是因為他們在某個動作停留或某句話語引導，連結到他們逃避或隱藏許久的感受，他們當下感到害怕（因為不知道自己怎麼回事）或羞愧（因為突然淚水奪眶而出），因此想要立即暫停這一切。

有些是直接消失的學員，可能在數天後私訊我或數週後的某堂課又再度出現，他們既擔心又滿腹疑問的述說，他們大多是在第一次體驗到某種「奇怪」的感覺後，帶著滿身的不知所措回到日常生活，卻在某天、某處、某個時刻，或者在其他療癒方式中，突然連結起自己在課堂中的剎那感覺或我說的亮點話語，因此決定開口向我詢問或選擇再次回到課堂練習；當然也會有直接回饋，認為這個方式對他沒有任何幫助的學員。

我們每個人本來就不一樣，因此每個人的感受多寡和接受程度肯定也不一樣，也因此近年來在各專業領域中，才會發展出各式各樣的療癒方式，不管是哪種方法，我都非常鼓勵大家去嘗試。只有要特別提醒的是，請別忘記我們是一個立體的人，加上我們活在一個三度空間，我們的生活充斥著多面向和多樣性，所以在療癒的過程，應該也是要多面向和多樣性，嘗試互相搭配組合去觀看。

就像是我們會為自己的穿著找出一個和諧的穿搭感，可能單一看這個配件看不出特色，但是當搭配在某件衣服上，便展現這個配件的可貴價值，也同時襯托出這件衣服的質感，是一種相輔相成的互動。若是只從事單一的療癒活動，例如：孤注一執地認為只有瑜伽這個方式是最有效的，或是認為只要讓身體鍛鍊強壯、熟練各種呼吸技巧、精通所有食材成分就等於健康，那麼很可能無形中又會陷入另一種執念，又將自己開啟的療癒大門關上一半。

我也常鼓勵我的學員和個案，不要只是單一參與我的課程，或是瑜伽療癒課程，假如能在自己的時間和金錢允許下，應該多方面嘗試各種不同的活動，更重要的是，自己在日常生活中各種喜怒哀樂的體驗，相信能從這些生活經驗裡，不斷地挖掘出另一個新的自己，持續地將這些新的自己整合，直到最後成為最適合、只屬於自己獨特的療癒方法，任誰也無法取走的自我療癒能力。

“每個此時此刻的亮光，合一成為自己的療癒能力。”

瑜療師碎念

讓瑜伽療癒成為自己的「陪伴者」

「瑜伽療癒的成效到底有多大？」、「瑜伽療癒要做幾堂療效才會呈現？」、「瑜伽療癒的哪些動作是分別針對哪些病？」、「如果上瑜伽療癒後病好了，我會不會再復發？」以上是我經常碰到的問題，有些是個案家屬，有些則是個案本人詢問。

我非常能理解大家的疑惑，畢竟近幾年正是「瑜伽」風潮盛行之時，各式各樣的瑜伽練習場所和派別林立，已讓人看得眼花撩亂，現在又出現了「瑜伽療癒」一詞，不免讓眾人更是一頭霧水，特別是「療癒」二字，無論在中文，或是英文 therapy，都無法避免地讓大家會誤以為有「特殊療效」之感。

瑜伽療癒的目的並非在「治療」和「治癒」，而是「陪伴」，陪伴因不同原因所產生的壓力現象，以及隨壓力所衍生的各種身心疾病。壓力是無形的，它並非一個實質可看見的東西，壓力是在種下不同「原因種子」後所長出的「根莖葉」，例如：升遷、經濟、競爭、老化、各種關係、身心創傷等，而最後結出的「果實」即是醫學上定義出的各項行為或症狀，例如：失眠、癌症、煙酒癮、創傷後壓力症（PTSD）、性成癮（Sexual Addiction）、飲食障礙症（Eating Disorder）、注意力不足過動症（ADHD）、社交恐懼症（SAD）等，以及其他精神或身體疾病。

如前面淺談瑜伽療癒章節提到，療癒乃是一個過程，只是透過瑜伽方法，幫助自己走過這個過程，而「瑜伽療癒師」就像是陪伴和引導個案經歷這個過程的夥伴，如同學校裡有各科目老師教授學生學科；醫院裡有各專業醫師治療病患疾病；社會中有各行各業服務著大眾需求，各自領域依據不同目的各司其職。

而我們都知道「團結力量大」，團隊合作肯定比起單打獨鬥的力量還要來得強大，瑜伽療癒便是這樣的概念，在整個療癒過程，無論是生理或心理的病痛，瑜伽療癒師和個案組成團隊，也像是間接和個案的醫師組成團隊，更間接與個案的親友及生活組成團隊。

瑜伽療癒師引導個案，同時根據個案的反饋和現況再給予其他合適引導，透過不斷地雙向互動調整及更新整個療癒過程，直到個案充滿信心和勇氣地與瑜伽療癒師說再見，在彼此道別之後，瑜伽療癒的精神便和個案自成新團隊，真正成為自己人生旅途中的陪伴者，甚至是讓自己住進瑜伽療癒裡。在國外已經有許多單位和瑜伽療癒整合成團隊，專科醫師負責醫藥處方、臨床及諮商心理師負責心理諮詢、物理治療師負責肢體調整，而瑜伽療癒師負責身心活動，透過外在的專業人員和個案自我支持的療癒並行，最終目的是「賦予個案全權能力回到屬於自己的生活」。

很多人也會問到：「瑜伽療癒一定要上一對一課程才行嗎？」我會說無論團體課或個人課都可以，差別在於程度和深度會不同而已。通常我在團體教學或師資培訓裡便會放進一些瑜伽療癒元素，但無法做到個人深度探索，只能讓學員們自行接收和體驗這些元素，除非有學員在團體課後發現自己真的有個人需求，或是一開始即已確認有個人特殊需要，才會選擇個人的瑜伽療癒課程。

不過，在團體課程因體驗到瑜伽療癒元素，而了解到瑜伽療癒可以成為陪伴者的學員們不少。曾經在一堂常態團課下課後，一名學員悄悄地走過來跟我說：「老師，我一直想跟妳說『謝謝』，但我怕妳會覺得我很奇怪，但是我準備要出國再唸書了，所以我想若沒有跟妳說這聲謝謝，我會後悔。」

她接著緩緩道出兩年前當她第一次加入這個班級時，其實是因為看到網路說瑜伽動作可以治療病痛才來。當時課後她問我有什麼動作可以治療腎結石不斷復發問題，我回答她這個問題屬於醫生專業範疇，她必須去詢問腎臟專科醫師才是，而我想要幫助她釐清的是，沒有任何特定瑜伽動作可以根治腎結石問題，但我鼓勵她既然選擇來到瑜伽課堂，何不從瑜伽重新認識自己的呼吸和身體，進而認識自己的周遭生活，也許對於腎結石復發這個疑惑會有頭緒。

就這樣兩年過去了，她說每次在課程裡我提供的動作看起來都不怎麼難，可是她每次練習完都覺得好累，但卻是一種輕鬆的累；而她聽著我的引導好像也沒什麼特殊的瑜伽用詞，然而她感覺每次在課後又像是再次被我從水裡拉出來了一些，她說：「我每次在家時就像在溺水，然後我每次來這裡聽聽妳說的話後，我就覺得我又出水了。」

錯綜複雜的家庭關係，使她這兩年反反覆覆的溺水又浮出水面，直到這次的談話她告訴我，她不願再受自己父母的箝制，她毅然決定要過屬於自己的夢想人生。她說：「老師，四十五歲再出國唸書是不是很晚啊？」我說：「可是這是妳夢寐已久的人生，不是嗎？」她：「我覺得這下子我整個人出水面了！」她大笑，笑聲響徹雲霄，她笑得真誠，笑得沒有負擔，我知道這絕對是屬於她自己的笑聲。

我印象深刻的還有常態班級的另名學員在消失數月後又復課，那天課前她便悄聲與我說胸部有傷口，有些動作她會視情況休息。課後，她再次默默過來同我說她非常感謝瑜伽的練習，讓她第一時間知道胸部有病兆時的反應並不是驚慌，或是逼迫自己忍住情緒，而是意料外地冷靜，同時告訴自己既來之則安之，她強調：「老師，我真的不是故意按照練習時妳告訴我們的方法，而是我當下就是自己知道要接受！」

從她的眼神和語氣，我完全可以感受到她的堅定，以及那份從心散發出來的能量。她說，隨後她便專心地跟著醫生的療程安排，沒有過多的緊張焦慮，她進而發現她與孩子和丈夫間的關係也隨之改變，這些改變並非她以口頭言語去告訴他們什麼事情，而是他們自然發現，原來媽媽或太太不是萬能，原來媽媽或太太也是會生病，而且終有一天也是要老去。「老師，我現在一切都好了，這次的機會也是讓我再度重新檢視自己的生活。我非常想跟大家分享，但我實在找不出任何形容詞或比喻跟大家說，因為感覺很不實際，但是我知道妳懂。」她說，眼中閃閃發光。

與其說瑜伽療癒是一套什麼樣的療法或工具，我會說不如讓瑜伽療癒成為一個「陪伴者」，一個自己人生的「陪伴者」。雖然瑜伽療癒不能「治好」某個疾病，但是瑜伽療癒絕對能「陪伴」自己的各種處境，並透過這個陪伴者來看待整個處境，譬如同一個疾病，有些人選擇接受面對，聽從醫生安排完成各項療程，或者改變習慣和生活型態；有些人卻選擇抱怨，自哀自憐地痛訴自己的命運多舛，甚至將各種情緒投擲到身邊的人事物。

身為人，我們必定會經歷老、病、死，既然這條路是既定不變的事實，那麼要用何種心態看待這條路，想要鋪上哪樣質感的路，所有的主導權完全在自己手裡。接下來分享四篇個案故事，加上一篇是我自己個人的體驗，更展現瑜伽療癒能成為每個人和每種處境的陪伴者之精神。

瑜伽療癒者的
實例分享

因為練習呼吸，
我們學著讓自己變得更好…

| *Story 01* |
呼吸與活在當下— 我學會分辨自「抑」或 自「癒」

| *Story 02* |
呼吸與自己關係及他人關係的流動— 我呼吸，我學會連結

| *Story 03* |
呼吸與自己的真實存在— 我呼吸，我了解被賦權

| *Story 04* |
呼吸與疼痛 — 我呼吸，我學會放下

| *Story 05* |
呼吸與為自己生命負責的省思— 我呼吸，我學會敞開

“好好呼吸，是開始重視自我，進而翻轉重生的第一步

因為，沒有人可以幫你呼吸，唯有你自己才做得到！”

| *Story 01* |

呼吸與活在當下

— 我學會分辨自「抑」或 自「癒」—

「活在當下」一詞，想必大家一定都聽到滾瓜爛熟，但是，究竟如何讓自己「住在」這個詞裡面，確實是件不容易的事情，必須要透過不間斷地練習和實踐，才會與「當下」越來越靠近，直至「在一起」，我就是當下，當下就是我，合而為一，毫無分別。接下來，我要分享我自己與當下互助合作的經驗和歷程。

二〇一六年的六月底突如其來的一場大病，因瞬間吸不到空氣、急喘、全身發抖及心跳加速兩度進出急診，卻什麼病因也查不出來，只記得在醫院裡，我被強迫服下抗焦慮藥物，以及注射讓我睡到天荒地老的點滴，便被醫生請回家，我的病情並沒有獲得緩解，回到家只能讓自己繼續低燒、食不下嚥和持續昏睡，每一次的睜眼我都感謝自己仍是活著。

自主休息一週後，低燒逐漸退去，門診檢查也跑過一遍，得出的檢驗結果是：心臟二尖瓣、三尖瓣脫垂和心臟瓣膜老化。大概是身心用盡氣力，保護我在最煎熬的那一週仍保有意識，雖然燒退了，也開始吃得下食物，但是全身依舊感到內外被掏空，體力和精神似是離家出走，我怎麼找也找不回來。於是毅然決定，在安置好所有工作後，讓自己完全停工兩個月，回到老家重新學習兩件最簡單，對我而言是大病前覺得最奢侈的事情：好好吃飯和好好睡覺。

「休息，是為了走更長遠的路。」多麼老掉牙的一句話，卻在兩個月的休養和自省後，決定重新調整自己的工作內容，於是，忍痛捨棄了許多我熱愛的教學課程。「天下無不散的筵席。」也是老掉牙的一句話，卻在那個還像是夏季的秋天，我在那段人生旅途中，做了一場最大的道別，向許多旅伴和許多景點說再見。

日子持續地流動著，我也步上了新的旅程，路途中時時提醒自己：「嘿，且慢慢地走！」累了就停下腳步，毋需追趕路途。然而，恢復工作的日子不久後，我發現我患了輕微的「創傷後壓力症（Post Trauma Stress Disorder）」[7]。

就在某天提早結束教學工作，我踏著輕鬆的步伐回家，享受了一個悠閒的夜晚，想來也沒什麼事情，我便提早準備就寢，習慣性地就著小夜燈，滑一下手機裡頭的奇趣軼事。突然間，我清楚的意識到只有我自己一個人，四周圍顯得特別安靜，空氣像是凝結成冰塊，我瞬間聽不見任何聲音，這樣的情境立刻將我連結到當時發病的情境－四周圍只有我一個人，一切非常安靜，我自己一個人突然不能呼吸，心臟像是擊鼓般地被用力敲打，胸口劇烈疼痛－相同的感覺快速侵襲而來，恐懼立即蔓延我全身。我立刻閉起雙眼，讓自己幾口大吸氣和大吐氣後，確認自己的確是可以呼吸的，再試著讓自己有節奏的呼吸，我邊吸吐邊數數，吸1、2、3、4，吐1、2、3、4……重複著，利用專心數息的方式告訴自己：「我現在在這裡。我現在在這裡。」緊接著，我讓自己躺在大字型姿勢，做起身體掃描（Body Scan），將注意力放到身體上的每一個位置，並且重複地跟自己確認著：「我身體的每個部位『現在是安全的』。」

這個現象出現後，我觀察到我自己無法獨處。獨處，讓我容易連結到「一個人發病」的情境。

第二次印象深刻的是在某個氣候微涼的午後。那天，我按照貫有的路線在捷運站裡頭穿梭著，就在月台候車的同時，我看到一大群乘客湧上，當時我只覺得空氣一陣燜燒，緊接著燜燒感再度把我連結到發病的那刻 — 吸不到空氣、強烈的心跳聲、身體不自主地發抖 — 恐懼再度佈滿我全身，當下我先找了月台旁的座椅坐下，把雙眼閉上以關閉我的視覺訊息，再將注意力全部放到呼吸，利用刻意的吸深吐長，以及鼻口輪流交換吸吐，專心地告訴自己：「我正在呼吸。」隨著吸吐吸吐的節奏，我的心跳聲漸小，身體也逐漸從發抖中穩定下來，再次確認自己現在的身體是安全的之後，才又鼓起勇氣踏入擁擠的車廂。

經過這次的現象，我觀察到我害怕到人群聚集處。人群，讓我容易連結到「一個人無法呼吸」的情境。

自從這兩個明顯的狀況出現後，它們便陸陸續續出現在我的生活裡，有時候還會引起暈眩和頭痛等其他症狀。當身邊的人總是關切我身體復原了沒？我都會回答：「還在努力中。」或是：「好多了，但不能太累太操。」我知道我其實還處在混亂中，我感覺我的「軀殼」好了，但是我的「身」— 軀殼，和我的「體」— 感受，仍舊沒有完全復原。我的「身」仍是保有我當時不舒服的記憶，而我的「體」還遊走在過去經驗和現在經驗的感覺之間，因此，每當我的眼睛「向外」接收到類似訊息，我的「身」和「體」便會容易地被接上「過去」，接著在我的「現在」再現。

既然已經觀察到這個問題，我再三確認自己非常渴望改變，並且囑咐自己必須改變，我不願一直被連線到過去那個發病的情境裡。

首先，我讓自己的「心」先接受兩件無法更動的事實：「害怕獨處」及「害怕人群」。接著，我開始著手做記錄：「什麼情況下的獨處，我容易連結到發病情境？」、「什麼情況下的人群，我容易連結到無法呼吸？」經過幾次記錄下來我發現，在我精神疲累、注意力開始無法集中時，最容易連結到過去經驗，尤其是整天的行程下來，關注力都在其他人事物上的時候，例如吃飯時仍是讀著工作訊息、通車時仍是想著工作內容。也就是說，當我再度陷入從前的習慣 — 過度關注他人他事 — 我現在的身體便會連結到我過去的身體，並發出警訊提醒著我：「嘿！妳關注太多囉！該照顧自己囉！」

整理出這個關鍵點後，我針對「選擇」和「設下界限」這兩個部份先著手調整：「我必須因時因事做出適合我自己當下的選擇。選擇什麼時候的關注該『向外』，什麼時候需要『向內』。」又：「『向外』關注他人他事的時候，我自己的界限在哪裡？是否適合當下自己的範圍內？抑或無限上綱？而『向內』關注自己的時候，我自己的界限又在哪裡？我進行的範圍又可以到哪裡？」

我自己「向外」或「向內」的平衡點在哪裡？

清楚地知道自己的目標：「徹底脫離過去發病情境」和計畫：「平衡關注焦點」後，我便開始落實。我把自己當做一個「圓心」，以「身體訊號」為界限號誌燈。當「向外關注」的圓一圈圈地往外擴散，而身體裡的過去感覺開始隱約浮現，我便知道「向外關注」的注意力即將瀕臨界限，於是在此我會選擇停止繼續往外畫圓，並利用呼吸和身體活動當作轉換工具，可能是幾口專注的吸吐，簡單活動幾個肢體部位，藉由自己的呼吸和身體過渡，反向地將擴張的大圓縮減回更為聚焦的小圓，甚至直接回到我自己的圓心。就這樣，「畫圓」成了我每天生活中的練習，我讓自己在大圓小圓裡持續放大縮小著，在向外關注和向內關注裡玩樂，不預期「務必完全復原」的結果，而只是專一地讓自己在每時每刻體驗著。

我在這裡。我就是在這裡。

現在呢？到底完全好了嗎？我會說：「我越來越好。」我知道受過傷的身體不管再怎麼修復，再也回不到原來的完好如初，我唯一能做的，就是善用現有的能力去保護她，雖然疤痕已在，但我非常感激這些疤痕存在，她們像是監督者，時刻地提醒著我何時該前行，何時該倒退，又何時該止步。

身為人都會經歷受傷，無論生理或心理，無論傷口深或淺，然而我們都擁有選擇的權利，選擇去悉心照顧它，或者瘋狂挖爛它。受傷的事實的確存在，縱使醫術再高的醫師，經驗再豐富的諮商師、療癒師，或者超級強效的藥物，都只不過是輔助我們復原的工具之一，終究還是不屬於我們「自己」的。

我們可以埋葬事實，卻埋葬不了我們曾經歷過這個事實的心。我們與生俱來皆被賦予選擇的權力，面對各式各樣的創傷，我們可以選擇「自抑」，繼續壓抑、視而不見，我們也可以選擇「自癒」，勇敢地面對、過關斬將。

“感謝創傷，讓我體悟到復原後的美好；

感謝不舒服，因為不舒服的經驗，我才體悟到真實的舒服。”

瑜療師碎念

| *Story 02* |

呼吸與自己關係及他人關係的流動

— 我呼吸，我學會連結—

呼吸到底是如何影響著和自己的關係，以及他人的關係？我和丁小姐一起合作私人課程一段時間後，我們共同發現了呼吸流動和人際關係密不可分的連結。

丁小姐因為經常突發性無法呼吸，併發頭昏發暈和噁心嘔吐，已多次進出急診。丁小姐幾乎跑遍醫院裡所有門診，無論健保或私費的各種檢查也都做了，各科醫師都確認丁小姐的身體沒有病徵，最後她被轉介到精神科門診。經過問診，門診醫師給予丁小姐一個躁鬱症的結論，開了許多藥，並且安排定期回診拿藥，以及與醫院配合的諮商師會談。

丁小姐算是工作上的女強人，自己管理一間公司，同時也是兩名孩子的母親，平日除了為孩子的事親力親為，公司的大小事務，皆不假手他人。丁小姐的丈夫也十分尊重她的事業，以及家裡所有事務的決定權，在外人眼中，丁小姐是人生勝利組。直到某次，丁小姐直接發病昏倒在路邊，經由好心路人協助送往醫院，她才驚覺其實自己的世界早已經全部翻轉。

她因為常常感到自己無法呼吸而開始全身發抖，伴隨而來的頭昏發暈使她四肢無力，連日常動作如只是坐著，都感到困難，她說：「嚴重的時候，我連要從床上走到廁所的距離都覺得怎麼可以這麼難！」為此丁小姐感到緊張和沮喪，緊張的是，她覺得長久以來，自己是一個能將大小事情安排妥當且掌控得宜的人，但為何這麼簡單的呼吸和身體，她卻無法控制？沮喪的是，由於丈夫無法完全體會她發病時的感受，每次當她不舒服的時候，丈夫總是只跟她說：「妳不要緊張嘛！」、「這有什麼好緊張的？」、「放輕鬆不就好了？」有時甚至直接說：「妳要不要再去看醫生？」或是「要不要叫妳的醫生再把藥開重一點？」

對於處於極度不舒服的丁小姐，「不要緊張」或「放輕鬆」這些字眼，在她耳裡聽起來只是更加痛苦、更不舒服，甚至變得暴怒。起先她只是心裡吶喊著：「我也想啊！可是我做不到啊！」後來演變成直接爆發情緒言詞，於是，夫妻間的口角衝突開始頻繁出現，連孩子們也都會說：「媽媽妳要不要再去看醫生？」

起先，醫生或諮商師建議丁小姐可以嘗試運動，透過運動流汗幫助減輕壓力，丁小姐便強迫自己每天參與運動中心裡的各種體適能課程，包括飛輪、拳擊有氧、階梯有氧、Hi-Lo、游泳等，丁小姐說：「我除了希望這樣做能快點好之外，當我在運動的時候，我才覺得我可以真的掌控我自己的身體，但是每次我下課離開運動中心時，我和自己就好像又變成兩個人，如果我讓這個想法繼續跑出來，我保證我又會開始無法呼吸。」

和丁小姐的第一堂私人課使我印象深刻，因為丁小姐一踏進教室便說：「老師，我其實很不喜歡瑜伽，覺得瑜伽就是要停很久，然後會很安靜，我會覺得很恐怖。我是聽很多人建議，才逼不得已想說來試試看，所以妳不要讓我停動作，我想要一直動，還有妳要把窗戶通通打開，不要把門關起來，我不喜歡安靜，我需要聲音，所以要放點音樂。」

就著丁小姐的描述和需求，在設定好她喜歡的空間，及選定好她喜愛的音樂後，我便開始邀請丁小姐一起和我「玩呼吸遊戲」，在一邊遊戲，一邊確認她能接受的範圍裡，我們一下子用嘴巴呼吸，一下子用鼻子呼吸，一下子改變呼吸長度，一下子改變呼吸速度，又一下子嘗試跑步、游泳、潛水等不同呼吸模式。

直到丁小姐稍微有點喘並且出汗時，要求中場休息喝水。

丁小姐說：「好累喔，沒想到光呼吸可以這麼累。可是好像跟我發病時的喘不一樣耶。」

我好奇問：「可以說說看哪裡不一樣嗎？」

丁小姐歪頭想了下：「嗯，比較是舒服、舒暢的……就感覺不恐怖。」

我問丁小姐是否願意繼續和我一起加入更多的呼吸練習，還是先到這裡就好，丁小姐選擇再進一步嘗試。

這次，我帶領著丁小姐練習平均節奏的呼吸方式。我先讓丁小姐從吸氣四拍和吐氣四拍開始，並搭配節拍器，選擇她可以掌握的節拍後，我們便跟著節拍器節奏，持續一分半鐘的吸吐練習。接著我邀請丁小姐和我一起加上雙手開合的身體動作（坐姿貓牛流動），鼻子吸氣雙手打開（牛式），嘴巴吐氣雙手抱進（貓式）[8]，同時提醒她可以隨著重複的動作過程，去調整整體的動作大小和角度，不需要因為覺得自己在上瑜伽課，而要求自己務必要維持一種固定模式，或者每口呼吸都要吸吐到最滿，每個動作都要做到最大，我請她容許自己因應當下自己的各種狀態去做增減。我們就這樣進行了約莫三分鐘，最後，我請丁小姐用自己的速度，讓呼吸和身體的流動慢速下來，用自己的方式讓呼吸逐漸回復至平常的自然呼吸，也請她再次決定要繼續坐在同個坐姿，還是換個姿勢。

丁小姐最後選擇趴下來。我靜默地和她一起停留在此時此刻。過了數分鐘，我從丁小姐的身體起伏，觀察到她的呼吸變得更深長。

我問：「現在妳有觀察到什麼嗎？」

丁小姐吞了吞口水：「嗯，平靜……想睡……不想離開這裡。」

我問：「可不可以再多描述一些妳提到的『不想離開這裡』」？」

丁小姐：「就不想回去面對現實。」

我再問：「可不可以再多說說一些妳提到的『不想面對現實』？」

丁小姐：「嗯……嗯……我想起來了，可以嗎？」

丁小姐坐起後，先是緊皺眉頭，外加大嘆口氣，接著緊咬雙唇欲言又止，許久後才哽咽開口：「很多現實，我還是得去處理，不然就是放爛不管。」

我問：「妳願意再多說一些嗎？」

丁小姐：「就很煩哪！（一口深呼吸）可是好像呼吸一下又沒有那麼煩了。」語畢，丁小姐強忍著眼眶淚水。

我請丁小姐再停留感受一會兒她現在的呼吸和身體，並詢問根據她現在所觀察到的所有狀態，在她離開教室後，有沒有自己第一件特別想要做的事？

丁小姐說：「我想要跟妳要節拍器聲音，回家自己練習呼吸看看，看是不是因為妳在的關係，我感到比較沒那麼煩躁，還是因為這個呼吸練習關係。不過，我覺得我現在可以吸到比較多空氣了。」

由於丁小姐的工作行程，我和她平均三週碰面練習一次。在我們上課的數次後，有天課後她告訴我，她考慮不再去諮商師那裡，因為她覺得諮商師只會一直跟她說「加油、不要想太多、早點睡」等這類的建議，可是她卻一點也感覺不到。再後來，她說醫生開始減輕了她的藥量，這是她目前為止，除了工作外，感到最有成就的部份。

丁小姐也分享，在家裡當她面對孩子們或丈夫時，那種快要爆發出來的情緒，她都趕緊用她立即想到的呼吸方式舒緩，而家人看她如此努力著，無形中也改變了對她說話的態度，「加油媽媽」或「老婆妳已經練習得很好」這類鼓勵的話，取代了之前「妳要不要去看醫生」或「妳要不要去吃藥」等令她喪氣的話；她獨自一人在外頭時，當那種無法呼吸的感覺又隱約湧上，她便會趕緊戴上耳機，聽著她自己喜歡的音樂，然後跟著音樂節奏呼吸。

除了呼吸和身體的練習，我同時也搭配不同的瑜伽療癒方式，協助丁小姐檢視自我近期的身心狀態，包括有哪些部份她又不自由主地陷入習慣而無察覺，哪些部份她正在進步著，以及現在她覺得最需要、最重要的是什麼？她自己也挪用更多待在公司和家裡的時間，為自己安排喜歡的瑜伽和運動團體課程，想透過不同的環境和練習型式，從中再進一步挖掘自己尚未開發的寶藏。

某次課後丁小姐突然跟我說：「我覺得我比起之前，更能知道自己在幹嘛，尤其當我能知道我在呼吸的時候，和自己在一起的那種感覺最明顯，雖然說我現在還不能把藥停掉啦！」說完她自己大笑，一個發自內心的笑聲。

和丁小姐一起合作的過程，讓我更進一步體會到「當下呼吸、慢慢呼吸」的重要性。有時候，我們在面對一些狀況或問題時，我們都會想要尋求各種方法立刻迅速解決，但偏偏有時候，反而是「越處理越糟糕」。像丁小姐做遍所有的理學檢查，積極參與各式運動課程，雖然最後有點是逼不得已才嘗試瑜伽療癒，而在我們初次碰面時，她也以為我會教她很多瑜伽姿勢，幫她解決她的不舒服。但是在我與她初步對談後，了解到她已經提供給自己過多方法，因此我決定刪減所有「身體姿勢」，先單純地回到呼吸覺知，並且不採用任何呼吸技巧，僅是讓她純粹地去感受，她自己呼吸的存在，讓她好好與自己的呼吸重新連結。

當我們呱呱墜地的第一件事就是大口呼吸，因為呼吸，所以我們活著，因為呼吸，我們有了生命，因為我們擁有屬於自己的呼吸和身體，我們才能在這個世界裡各自發光發熱，和自己的生命流動著，與宇宙萬物共同流動著，彼此連結著。

| Story 03 |

呼吸與自己的真實存在

— 我呼吸，我了解自己被賦權—

因緣際會下，我開始和一個創傷團體合作，這個團體的成員們，大多經歷一段身心創傷的日子，由於身體和精神上需要負荷大量的創傷壓力，使得身體和精神之間的連結產生相當大的失衡，例如：高度敏感或完全麻木。因此這些成員們即便已透過專業諮商輔導一段時間，逐漸走出自己的創傷事件，但在呼吸和身體長期的失衡影響，加上沒有做過什麼特別的練習，成員們對於自己的呼吸和身體非常不熟悉，甚至感覺是分開的。

有鑑於此，在我第一次和成員們共同練習的時候，我便將所有所謂的瑜伽動作，簡化到最單純、最原始的身體活動。起初，我只讓成員們練習吸氣和吐氣，並且加入一些多方向的四肢和軀幹活動，像是在擺動雙臂時，我帶著成員們前後、左右、上下的擺動；活動軀幹時，我會帶著成員們體驗身體軀幹能夠前彎後彎、左右側彎、左右轉動、上下面向等。

然而，在課程結束後，些許成員反應，其實光讓他們做吸氣和吐氣的練習，便足以使他們覺得十分疲累，更何況再加上身體的動作，雖然在練習之後，他們確實有感覺到自己的呼吸和身體，但隨著練習後所產生的疲憊感，也同時讓他們備感吃力。

從成員們的反饋，讓我更體悟到身心經歷過創傷的人，體力和精神遠比一般人還要更加微弱，他們的體力消耗並不是單靠一頓營養豐盛的餐點即可復原，精神的消耗亦不是單靠一個晚上的睡眠即能恢復。他們的身心曾經被掏空過，像是因長期抽取地下水而鬆動的地基，直至完全被掏光後而坍塌。因此如何慢慢地將地基逐步補強回來，在我與整個成員們合作的過程，我再三地提醒自己，療癒的過程充滿慢速和耐心，再者，我們認為的「慢」，有部份是由我們心中的標準定義，另個部份則是我們仍慣性地將注意力放在「結果」，因而容易輕忽「過程」。

我嘗試再簡化練習內容，比如一堂九十分鐘的課，我試著分配約四十分鐘的時間，重複地讓成員們練習：吸氣 ↓ 吐氣 ↓ 自然呼吸 ↓ 觀察。課程中間也需要經常給予成員們數分鐘休息和喝水。我發現如此「單調」且「慢慢來」的過程，反而更容易引導成員們進入當下的練習，且因為休息頻率足夠，讓大家都能夠從頭到尾專心地參與練習，其中一位成員在某次課程後反饋：「雖然只是叫我吸氣和吐氣，但是對我來說，能坐在這個空間裡，花這麼長的時間吸氣和吐氣，我自己都嚇到呢！」

在幾次著重呼吸、少許肢體活動的課程後，我才開始嘗試加入多一點身體動作的練習，而且不以所謂的瑜伽姿勢帶領，僅讓成員們透過動作，進一步練習注意自己的身體各大部位，如頭、頸、手、腹、背、腿等，一直延伸到較小的部位，如手指、腳趾、五官等，目的是讓成員們能和自己的身體部位重新建立連結，並適時與呼吸一起搭配練習，例如我會說：「吸氣，舉起你的右手。」、「吐氣，左手掌摸著自己的胸口。」等引導語。記得在首次加入較多的肢體練習後，其中一位成員在課程後開心的說：「我剛剛感覺到自己的手掌耶，我覺得很神奇！」我永遠不會忘記這位成員當時分享的燦爛笑容。

在我們共同合作的最後一堂課，我告知成員們我想帶領大家體驗一堂「完整瑜伽課」，我們會練習到所有的姿勢，包括四足姿、站姿、平衡姿、坐姿、俯臥姿、仰臥姿，最後會再加上靜坐。成員們的眼神充滿期待和好奇，那瞬間我接收到他們已經準備好的訊息，於是我們一起不間斷地練習足足九十分鐘，過程中我只是不斷提醒成員們「自己的呼吸」和「自己的身體」，以及「現在的呼吸」和「現在的身體」，並適時加入一些非常白話的提醒，例如：「自己的界限」、「自己的剛剛好」、「自己覺得是什麼就是什麼」等。

在靜坐的最後，我更嘗試鼓勵成員們問自己兩個問題：「對我而言，什麼是我目前最重要的？」、「而我目前可以做些什麼來支持這個我覺得重要的？」結束練習後，我鼓勵成員們分享方才的練習經驗，或從第一堂至最後一堂的練習經驗，若是他們願意也可以分享這兩個問題。

一名成員害羞地舉手說：「我覺得自從我知道怎麼呼吸後，我比較能穩定情緒。就像我覺得情緒好像要開始了，我就會特別用大口吸氣和大口吐氣的方式，它可以幫助我轉移注意力，然後我就會覺得好些了，也比較能夠快速離開我不喜歡的那個氣氛。」他為自己的發言完畢吐一口氣，並投予我一個害羞的笑容。

另個成員看看大家、看看我後，才小小聲開口：「我想分享剛剛妳問的那兩個問題。」他先是深吸一口氣：「我覺得目前對我最重要的事情是能夠穩定的工作，就是……一個工作能夠做久一點。還有剛剛在做動作時，妳說『自己覺得有做到就好，覺得是什麼就是什麼』，這讓我想起好像別人可能覺得我怎樣，可是我自己知道是什麼就好，不用太在意別人說什麼。嗯，我希望能帶著我呼吸長出來的力量，去面對我的工作。」語畢，他羞澀的吐舌微笑，我卻感受到這個微笑增添幾分信心。

緊接著另名成員說：「嗯，我覺得這樣練習呼吸後，我的胸悶感覺變少了，每次覺得悶悶的時候，好像多吸吐幾次就好了……然後我覺得妳說吐氣可以像嘆氣一樣的吐氣，我覺得好棒喔，因為我記得以前如果我嘆氣的時候，都被說不可以嘆氣，可是在這裡可以嘆氣，我覺得很好耶。」說完他笑得合不攏嘴。我相信這個成員不僅是因能嘆氣這個動作而開心，更令他雀躍的是「被允許」這件事。

雖然和這個團體合作僅數個月，且練習頻率平均只每月一次，但在通過逐步單一的呼吸和身體練習建構後，他們除了可以連結到自己的呼吸和身體，還可以陸續運用於自身日常生活中，更重要的是，他們在每次練習後分享自己感受的意願越來越高，表達的內容也越來越豐富。即便我始終感到稍許可惜，畢竟我們沒有太多的相處時間，仍有許多練習方式我尚未提供給他們，但能在這短短的過程，在呼吸、身體及生活三方面帶給他們一些概念，使得他們回到日常生活至少有些方法可以幫助自己，已是來到瑜伽療癒旅程最關鍵的一站了。

｜*Story 04*｜

呼吸與疼痛

— 我呼吸，我學會放下—

康老師長期遭受莫名的全身疼痛困擾，在經過醫院裡各項理學檢查，卻找不出任何主要原因，醫生想轉介他至精神科門診，他卻拒絕了，他想著：「我去精神科門診，不就是說自己有病嗎？」最後，透過一名學員轉介紹，康老師抱持著高度懷疑的態度，開啟我們合作的第一堂課。

就如同老師台上講課般，我們第一次碰面後，康老師滔滔不絕說著：「我是不知道瑜伽課可以幫助我這個痛多少啦，反正我也不抱任何希望，而且我早就痛習慣，醫生開給我一堆止痛藥我也不吃了，有吃跟沒吃一樣！現在只有安眠藥還在吃，有吃我才能睡覺。想說大家都在講瑜伽有多厲害，加上那個學生一直推薦跟掛保證，我才想說那我來試試看好了，而且我兩個月後要去國外長待一年，我上課時間也無法太長，我平常也很忙，上課次數也無法太多。然後我每週都去給人全身按摩兩次、腳底按摩兩次，好像效果也不大，之前也有在健身房上過一些我也不知道在幹嘛的課程，還做過氣功、打過太極。啊，說到太極，那個太極師父說我很不會呼吸，那是什麼意思啊？」

聽著康老師的闡述，我當下決定暫時將課前大概準備好的上課內容放一邊，我僅先請康老師選擇一個能讓自己閉起雙眼，並且能夠靜止一段時間的姿勢和位置。康老師選擇坐在椅子上，在閉起眼睛前，他還特別說：「我等下若是不小心打瞌睡妳記得要叫醒我。」我請康老師先刻意的做數次深吸深吐，接著我帶領著康老師做了簡單的身體掃描，請他瀏覽自己身體的每一個部位。

我問：「你現在可以大概看見或感覺到自己身體的每個部位嗎？像是腿、手、臂、肚子、胸口、背、脖子、頭，這些大部位嗎？」康老師說他只能感覺到他的手。

接著我請康老師試著鼻子吸氣、嘴巴打開吐氣，同時將氣吐向他的雙手，我引導著他：「吸氣，吐氣將氣吐給雙手；吸氣，吐氣將氣吐給右手；吸氣，吐氣將氣吐給左手。」我們就這樣輪番重複約莫五分鐘，最後我請康老師回到自然呼吸狀態，再觀察現在針對他的雙手有什麼特別的感覺或新發現。

康老師吞了吞口水說：「我覺得我的手變很熱……那個……身體好像變輕了。」

我：「可以再多形容身體變輕的感覺嗎？」

康老師覺得在我們練習前他的感覺是沉重的，而且除了他的雙手，他對於其他部位根本沒有感覺，甚至他不知道我在講什麼，而在練習後他好像有一點點知道那些部位，但還是沒有什麼感覺，只覺得是輕輕的、沒有重量的。接著我詢問康老師依照觀察後的感覺，他想從多一點的身體活動繼續進行，還是呼吸活動。

康老師強調：「太極師父說我很不會呼吸，那我先動身體好了。」

於是我帶著康老師從頸部開始做各種角度的活動，例如：抬頭、點頭、轉頭、頭側倒等動作，等他在各個角度的動作行進得較為熟悉後，我逐步地加入呼吸的引導，例如我會說：「現在吸氣，抬頭」、「現在吐氣，點頭」等口令，我同時亦跟著康老師一起動作和呼吸，我並沒有刻意強調用鼻子或用口呼吸，僅讓他自然地用已經在呼吸的樣子帶入動作裡。一樣的做法，我們從頭至腳依序完成了各個大部位，包括手臂、軀幹、雙腿等活動，最後，請康老師再度停止所有動作，只是停留觀察。

康老師說：「我覺得好像滿順暢的。妳覺得呢？」

我問：「可以再多敘述一些你說的順暢嗎？」

康老師沈默一下：「我覺得我每個地方移動起來算順暢……妳好像有讓我呼吸……吸氣好像比較順暢，吐氣比較不順暢。」

根據康老師的描述，以及獲得他願意繼續練習的同意，我們持續進行幾個簡單、移動稍微加大的動作，例如：單一隻手移動加呼吸的動作。吸氣，舉起右手臂，吐氣，右手臂放下；單一條腿加呼吸的動作。吸氣，抬右腿，吐氣，右腿放下。如何將手舉起或腿抬起的動作，沒有特定限制擺放的位置或呈現的模樣，我只是請康老師自然的使用他自己會舉手或抬腿的方式。

待康老師逐漸適應動作的流程，我請康老師動作時仍吸氣，而這次將吐氣改成數數字，沒有規定要數到多少，只要數到他想吸氣便重新吸氣，例如：手高舉時吸氣，手下放時從一開始數數，數至他想吸氣再做轉換。我們在課堂後半段，僅用手臂和雙腿兩個部位重複這個練習。

進行到一半，康老師突然說：「我覺得好像更順暢了。」

我問：「現在又是什麼樣的順暢呢？」

康老師：「就比剛才順暢……我也說不上來……不過，身體好像更輕就是了。」

基於康老師的既定行程，我們只一起合作五堂課，他便啟程前往英國。雖然在我們的最後一堂課，他的全身疼痛感並未完全消失，但他說每次做完呼吸和動作一起的練習，他都會感到輕盈、舒服一些，好似丟掉些什麼，而他也發現或許莫名的疼痛，有大部份的原因來自一直窩在實驗室做研究且非有結果才肯罷休，加上又必須抓緊無止盡的會議行程，他根本無法放心交給助理去處理。

但每次的練習完，他都會想說是不是要把一些責任轉交出去，可是一回到現實他又遲疑了，不過他希望到新環境後，能藉由不同業務和時差關係，趁機放掉一些他不想再負責的事務。康老師臨行前，要求我將幾個他上過的呼吸和動作組合錄下來，他希望到英國時能持續自主練習，並打算找間瑜伽教室進一步練習。

和康老師一起練習的經驗，讓我更進一步看到呼吸和疼痛之間的親密關係。這也讓我想起當自己受傷或看到他人受傷的經驗，通常在受傷那刻，傷者會大叫或大哭，而這樣大的動作，不外乎是嘴巴打開，將氣送出來的自然反應，身體啟動「大口吐氣」機制輔助做減壓，透過叫或哭分散痛的感覺。

其實，疼痛是一門複雜的科學，非三言兩語便能闡述清楚，若想要進一步瞭解疼痛，可以參考其他有關疼痛知識的相關書籍[9]。然而就大體而言，我們都知道也都有經驗過，有些疼痛是可以立刻找到明顯主因，例如：割傷、撞傷、扭傷等；而有些疼痛卻是莫名出現而找不出根源，甚至經常伴相隨。關於處理疼痛，除了最直接性的醫藥介入，在自我身心練習上，卻有許多面向和層次值得探討，以及透過不同方法給予協助。而康老師的呼吸和簡易動作練習，僅是其中一小部份的輔助，不過仍是透過少少的五堂課，使得康老師從高度懷疑瑜伽的態度，轉變成願意自主練習，甚至想踏入瑜伽教室的態度。

其實我提供給康老師的練習方式，比起他先前的按摩、氣功及太極內容更為簡化，我認為最大的不同是，由於僅有呼吸和手腳的簡單活動，使得康老師更可以專注練習自己當下的呼吸和身體，一次只專心做好一件事。相信康老師之前所做的那些活動其實也能夠改善他的疼痛，只是內容對康老師現階段所能接收的量仍屬太多，造成康老師無法專注聚焦，在一個項目上仍是需要花許多心思，例如：在太極課，看師父示範動作、跟著師父做、聽師父口令、自己還要讓身體跟上動作方向、跟上呼吸節奏等，其實有點跟康老師平日在實驗室做研究，以及赴約會議的模式有點雷同——一次要分許多心、注意許多要點。

當我們將所有的事情簡化後，一次只做一至兩件事，如同康老師的練習，讓呼吸動就是呼吸動，讓手動就是手動、腿動就是腿動，便能更注意到自己的呼吸和身體，促使交感神經及副交感神經有節奏且規律的運行，整個人也就隨之平穩下來，當整個人沈靜下來，變更能清楚地看見自己現在的狀態，能更進一步覺知到現狀的自己，瞭解自己當前最重要或最需要的選擇是什麼，而不再如無頭蒼蠅般地四處尋求偏方。

| *Story 05* |

呼吸與為自己生命負責的省思

— 我呼吸，我學會敞開—

柯爸爸因為正在接受癌症療程，只能被迫從高階主管工作中提早退休，從一個日日忙到焦頭爛額的工作節奏裡，瞬間變成只有固定每日到醫院接受療程的行程，對柯爸爸來說，除了療程帶來的身體不適和無力，心情上更是感到無奈又沮喪，為了找點事情填補這些空檔時間，又不需要出門和花費過多體力的，瑜伽療癒的課程成了柯爸爸的選擇。

第一次和柯爸爸碰面，療程中的藥物副作用和體力耗損，使柯爸爸看起來格外慘白，說起話來有氣無力，我清晰地記得他在見到我後，眼神中充滿無奈的第一句話：「唉，我就是個病人，什麼事也做不了，也只能上上課，剛好聽到兒子朋友說瑜伽是最緩和的方式，所以就想說來試試看好了。」

與柯爸爸確認他體力和精神能負荷的範圍後，我先請柯爸爸坐在椅子上，並請他刻意地用鼻子吸氣和吐氣，只見他努力地嘗試幾次後說：「我覺得我好像吸不到氣，也吐不出氣。對了，我老是覺得胸悶。」接著，我請他嘗試用鼻子吸氣、嘴巴張開吐氣，他又努力地吸吐幾次後說：「嗯，好像嘴巴打開比較好吐氣，可是還是很難吸氣。」

在柯爸爸體力可承受及他願意繼續練習的條件下，我們的第一堂課，僅在鼻子吸氣和嘴巴吐氣的練習中結束，課後柯爸爸持續打了好幾個呵欠，他說：「沒想到連呼吸都可以很累，還讓我一直打呵欠，可是又感覺每打一個呵欠，我感覺更有空氣就是了。」

很快的我們就進行了第二堂課，我先讓柯爸爸做一段簡易的呼吸練習，讓他感受一下當下呼吸的感覺，再決定接下來要如何練習，柯爸爸說雖然他覺得非常疲累，但是他想嘗試稍微動一下身體。考量到柯爸爸的體力及他個人感覺，我們還是選擇先坐在椅子上，從他的呼吸中加入簡易的頭頸和雙手活動。

柯爸爸努力的讓自己的呼吸和活動搭配在一起，也看得出他求好心切，某些時候他會想要把呼吸和動作都做到很大，雖然因此感到勞累而停留休息多次，但我不斷鼓勵並提醒柯爸爸，且讓節奏和步調放慢，甚至隨時停下來都沒有關係，最重要的是，讓自己的呼吸和身體「在一起」。課後柯爸爸說：「還是很累，但是總算覺得有吸到比較多空氣的感覺。」

柯爸爸在平日也很努力的自主練習我們上課的內容，因此數堂課後，柯爸爸表明他想嘗試更大的身體活動，因為他開始在自主練習中發現，如果把動作動大些，也能感受到呼吸的量同時增加。根據柯爸爸當下的狀況和同意，我試著逐一加入動作，包括從單一關節活動，慢慢加入雙關節至多關節活動，甚至也嘗試延長站姿動作的練習時間。

某次課程進行到一半，柯爸爸突然說：「我發現這都要靠自己。」

我問：「怎麼說呢？」

柯爸爸說：「像妳教我怎麼呼吸，可是呼吸本來就是要靠我自己呼吸，妳也沒辦法幫我呼吸。」接著又說：「還有身體動也是要靠自己。」

我又問：「那你發現了呼吸和身體都要靠自己這兩件事，你有什麼感覺呢？」

柯爸爸深呼吸了一下：「嗯，就是我現在對自己生病比較能接受，想要好的話，就是要靠自己，自己都沒有靠自己了，誰也幫不了我，想要好好活下去，就要好好靠自己。就像每次我們做的呼吸一樣，我每次在妳叫我吸氣吐氣的時候，我都會覺得幸好我還是有活著，妳說對吧？」語畢，柯爸爸帶著些許無奈的微笑。雖然這個微笑仍舊有幾分憂愁，然而在那瞬間，我實實在在地接收到柯爸爸體驗到「靠自己練習」以及「我呼吸所以我活著」的真實感受。

的確，回復到最原始，當我們呱呱墜地的那一刻，當我們離開母體的時候，我們便已經開始靠著自己的力量大口呼吸，靠著自己的本能展開這個世界的探險之旅，我們一路從翻身、爬行、站起、走路、奔跑等，都是靠著我們自己與生俱來的學習力，我們一步步地學習前進和成長，我們的父母則是扮演著陪伴、支持和教導的角色，告訴我們可以怎麼做、如何做，但實際上的執行者，仍是我們自己。

其實不只是柯爸爸，很多學員在練習好一陣子後，皆會語重心長地跟我說：「不管如何，身體的事情還是得靠自己，老師再怎麼會教，自己若是不練習、不改變，那麼進步的空間仍是有限。」

在教學的路上，我也時常提醒自己我只是一個引導者，我會將我所學的、所知的，不藏私地與大家分享，然而，練習者在接收後要如何使用這些工具，甚至發展出屬於自己的工具，完全都是練習者需要自身去嘗試、去體悟，所謂「師父引進門，修行在個人」這句大家再也熟悉不過的話，核心便在此處。

而「靠自己」也是一種「為自己負責」的概念。我記得曾經有個朋友三更半夜傳訊息無奈地跟我說：「我覺得我該為她的幸福負責。」我只是反問：「那你呢？你有為自己的幸福負責嗎？」仔細想想，沒有人該為我們的快樂和幸福負責，只有我們自己才必須為我們自身的快樂和幸福負責。

不只是快樂和幸福，當我們脫離父母照顧時期的那刻，我們就必須要為自己身為人的這個角色，從外到內完整地負責，我們的生理和心理，無一不是需要我們為自己負責，無論健康照護人員或運動指導員，只是透過各自的專業從旁協助我們所缺少或未知的部份，不管如何，最終我們都還是得靠自己，為自己的生命旅程負責。

— 小註解 —

7 創傷後壓力症指的是一個人經歷了極度嚴重的創傷壓力事件，感受到害怕、無助感、或恐怖，而且已經達到病態的程度。這類的壓力事件，往往是因為個人直接經驗瀕臨死亡的威脅，或親自目睹他人死亡。另外，嚴重的身體傷害、性暴力也容易形成創傷。想了解更多細節可參考：國立台灣大學醫學院附設醫院精神醫學部 著，〈衛生福利部心理衛生專輯（18）創傷／壓力與精神健康〉，衛生福利部出版，二〇一五年。線上資料：https://webcache.googleusercontent.com/search?q=cache:YCyM6hDv95QJ:https://www.mohw.gov.tw/dl-1737-eef9c2c8-bb34-462a-b50b-4535ff9d27e4.html+&cd=3&hl=zh-TW&ct=clnk&gl=tw&client=safari

8 動作可參考本書 Chapter2 的坐姿系列 A 組合，99 頁。

9 推薦我的疼痛照護瑜伽師資指導師暨創辦人的書籍：Neil Pearson 著，蔡士傑、吳政儀、曾俊智 譯，《了解疼痛，重新樂活 - 給繁忙的臨床專業人員 & 長期疼痛者的疼痛知識 Understand Pain, Live Well Again. Pain Education for Busy Clinicians & People with Persistent Pain》，藍海曙光有限公司，二〇一六年。

結語

呼吸和身體使我們活著，瑜伽療癒陪伴我們有意義的存在著

現在請再度閉上雙眼，呼吸幾口你現在覺得做起來順暢的呼吸樣式，接著請將雙手放在你認為是「心」所在之處，你最能夠摸得到自己「心」的位置，然後真心誠意地問問自己：「我想要為自己蓋一棟什麼樣的房子？」

如果說「行動愛」的地基已經初步完成，「用心」、「知足心」、「好奇心」、「耐心」之四心原料也正準備加入，同時也開始陸續在各處「設下界限」標示，那麼接下來你還會想在這間屋子裡頭擺置哪些設計和裝飾？如平靜、平衡、真實、坦率、相信、信念、勇氣、堅毅、自信、直覺、包容、同理、慈悲、喜樂、感恩等，哪些項目對你而言，能幫助你建構出更屬於自己心中夢想的房子，更使得你願意付出一生居住至生命盡頭那日？

「我想要如何活著？」

「我想要如何過我的人生？」

現在的你也許正處於不知所措，或者你認為已經來到人生谷底，但我要替你開心的是，現在的你也正在從谷底往上爬，因為你正在看這本書。回想一下當初為什麼你會選擇這本書？是什麼樣的契機，讓你在眾千本書籍中挑選出這一本？挑選的時候，是否曾想過或許能藉由這本書為自己做點什麼？

我要真心誠意地祝福你，祝福你能透過這本書中你覺得不錯的練習或理念，漸漸地找到自己的方向和出口，但同時我也要請你不堅信這本書的所有內容，除非你真的親身體驗到，最重要的是：務必有耐心。這是需要花上你一輩子的練習，讓你不停地「為自己」的人生成長、再成長，如同電子產品從不停歇地更新。

而你現在的不好總是會變好的，就像是黑夜每日轉成白晝、雨天過後便是放晴。只要你願意，現在就從你最能夠打開的那扇小窗開始，透過小窗慢慢地接收、練習、經驗、體悟，那個充滿智慧的你已在不遠處等候恭迎你。

“宇宙中最珍貴的寶藏，就是只有自己經驗和在那裡過，只有自己打從心底知道，
我正走在我自己的路上，用我自己的方式閃耀人生。”

瑜療師碎念

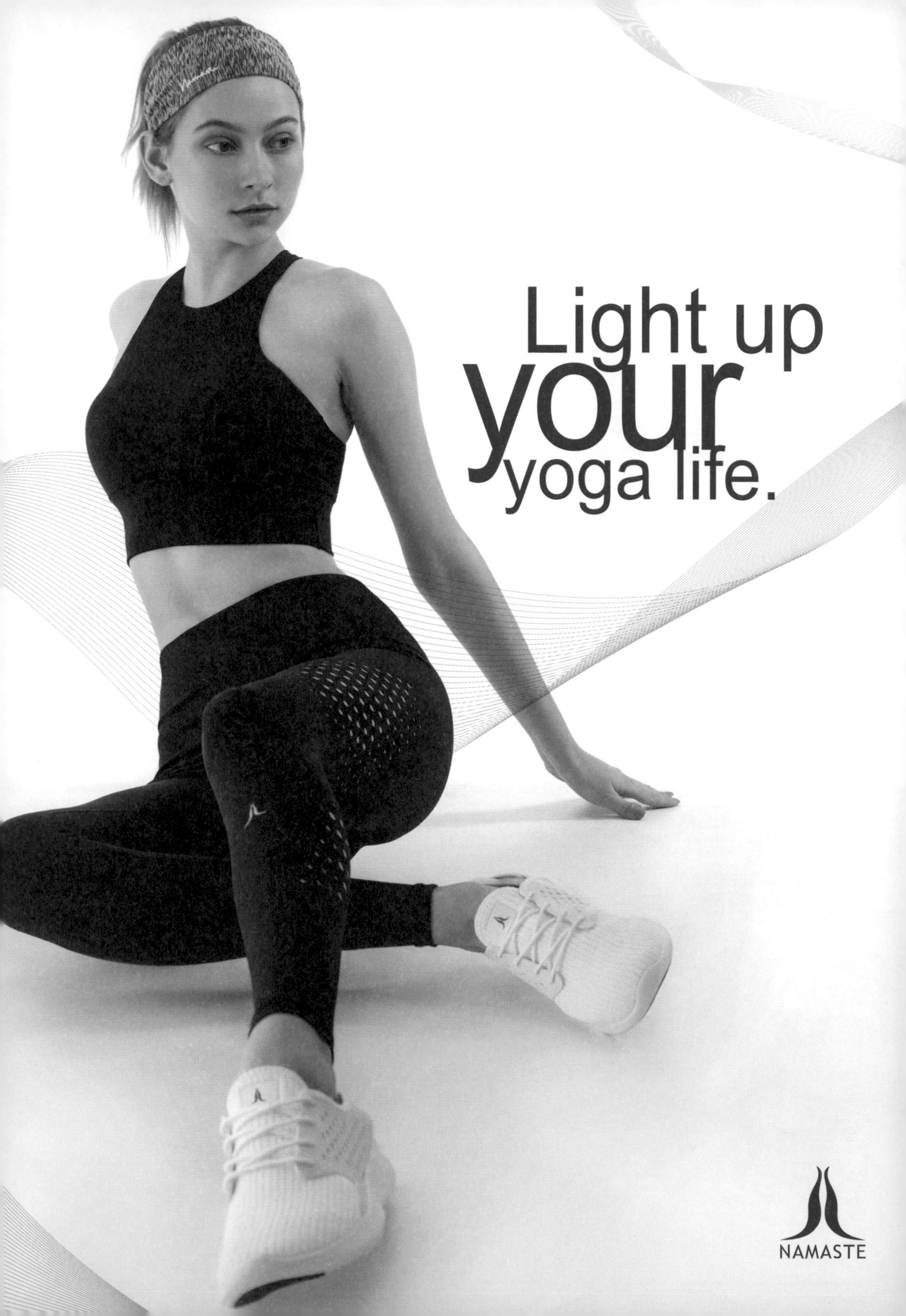
Light up
your
yoga life.
NAMASTE

讀者回函卡

感謝您購買本公司出版的書籍，您的建議就是幸福文化前進的原動力。請撥冗填寫此卡，我們將不定期提供您最新的出版訊息與優惠活動。您的支持與鼓勵，將使我們更加努力製作出更好的作品。

讀者資料

● 姓名：________ ● 性別：☐男　☐女 ● 出生年月日：民國　　年　　月　　日

● E-mail　：________________________________

● 地址：☐☐☐☐☐________________________________

● 電話：________________ 手機：________________ 傳真：________________

● 職業：☐學生　☐生產、製造　☐金融、商業　☐傳播、廣告
☐軍人、公務　☐教育、文化　☐旅遊、運輸　☐醫療、保健
☐仲介、服務　☐自由、家管　☐其他

購書資料

1.您如何購買本書？☐一般書店（　　縣市　　　書店）
☐網路書店（　　　書店）　☐量販店　☐郵購　☐其他

2. 您從何處知道本書？☐一般書店 ☐網路書店（　　　書店）　☐量販店　☐報紙
☐廣播　☐電視　☐朋友推薦　☐其他

3. 您購買本書的原因？☐喜歡作者　☐對內容感興趣　☐工作需要　☐其他

4. 您對本書的評價：（請填代號 1.非常滿意　2. 滿意　3. 尚可　4. 待改進）
☐定價　☐內容　☐版面編排　☐印刷　☐整體評價

5. 您的閱讀習慣：☐生活風格　☐休閒旅遊　☐健康醫療　☐美容造型　☐兩性
☐文史哲　☐藝術　☐百科　☐圖鑑　☐其他

6. 您是否願意加入幸福文化 Fa cebook　：☐是 ☐否

7. 您最喜歡作者在本書中的哪一個單元：________________________________

8. 您對本書或本公司的建議：________________________________

____

____

____

____

____

____

更多幸福文化的訊息，請加入【幸福文化】FB粉絲團！

從呼吸開始的瑜伽療癒

喚起自我身心療癒力，讓瑜療師陪伴正處於瓶頸、深陷困境及嘗試轉變的你！
（附動作示範影片 QRcode）

作者 王旭亞 Jelly Wang（部分照片提供）
插畫 詹筱帆
主編 蕭歆儀
特約攝影 Hand in Hand Photodesign 璞真奕睿影像
梳化 Viviana Lee
封面與內頁設計 megu
印務 黃禮賢、李孟儒

出版總監 黃文慧
副總編 梁淑玲、林麗文
主編 蕭歆儀、黃佳燕、賴秉薇
行銷企劃 林彥伶、朱妍靜

社長 郭重興
發行人兼出版總監 曾大福

出版 幸福文化／遠足文化事業股份有限公司
地址 231 新北市新店區民權路 108-1 號 8 樓
粉絲團 Happyhappybooks
電話 （02）2218-1417
傳真 （02）2218-8057

發行 遠足文化事業股份有限公司
地址 231 新北市新店區民權路 108-2 號 9 樓
電話 （02）2218-1417
傳真 （02）2218-1142
電郵 service@bookrep.com.tw
郵撥帳號 19504465
客服電話 0800-221-029
網址 www.bookrep.com.tw
法律顧問 華洋法律事務所 蘇文生律師

印製 凱林彩印股份有限公司
地址 114 台北市內湖區安康路 106 巷 59 號
電話 （02）2794-5797

初版一刷 西元 2020 年 3 月
Printed in Taiwan

國家圖書館出版品預行編目（CIP）資料

從呼吸開始的瑜伽療癒：喚起自我身心療癒力，讓瑜療師陪伴正處於瓶頸、深陷困境及嘗試轉變的你！ / 王旭亞著 .
-- 初版 . -- 新北市：幸福文化出版：遠足文化發行 ,2020.03 面； 公分 ISBN 978-957-8683-87-7（平裝）
1. 呼吸法 2. 瑜伽

411.12 109000995